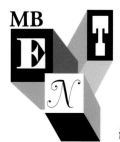

編集企画にあたって……

　神経耳科学は，診断技術の向上によって大きく発展してきた．その歩みは，症候診断，すなわちフェノタイプ診断の精緻化の歴史といえる．疾患は症候学的に細分化され，突発性難聴，進行性・変動性・再発性難聴，メニエール病，前庭神経炎といった病名が広く用いられてきた．これらの疾患は，原因不明の"特発性疾患"がその定義である．

　神経耳科を治療学としてさらに発展させていくためには，視点を変える必要がある．原因診断，すなわちエンドタイプアプローチを主軸に据えてはどうだろうか．その原因は多岐にわたり，腫瘍，ウイルス感染・再活性化，自己免疫疾患，血流障害，変性疾患，遺伝性，薬物性などが挙げられる．そして，内耳に特有なエンドタイプとして外リンパ瘻がある．これは"内耳の連続性に異常がある"ことを示しており骨迷路内にリンパ腔が内包されて感覚器として機能するという，内耳特有の解剖学的特徴によるものであり，他の臓器にはみられない特有の病態だ．

この病態には以下の2つの特徴的なサブタイプが存在する．

- 外リンパ漏出を伴う瘻孔．これは日本で一般的に外リンパ瘻と呼ばれるもので，"外リンパ漏出症候群"とすべき病態である．
- 外リンパ漏出を伴わない瘻孔．前半規管裂隙症候群に代表される病態で，最近では"骨迷路裂隙症候群"とも呼ばれる．米国では外リンパ瘻といえば最近はこちらを指すことが多い．

　外リンパ瘻は，CTP検査によって確定診断されるようになり，この検査が普及している日本においては，その診断・治療学が海外と比較して大きく進歩している．しかし，臨床の現場では外リンパ瘻が鑑別診断に含まれていないことが多く，神経耳科において外リンパ瘻が重要な鑑別診断であるという認識も，まだ十分に広まっていない．また，外リンパ瘻を疑っても，CTP検査を積極的に実施している施設は依然として少ない．これは，外リンパ瘻のフェノタイプが非常に多岐にわたるため，フェノタイプ診断に慣れた医師にとって外リンパ瘻を鑑別診断に入れることが難しいのもひとつの要因だろう．さらに，圧外傷などの病歴がない特発性(idiopathic)例に至っては，鑑別診断のリストから完全に外されてしまう．

　我々が経験した症例の前医における診断名は，メニエール病，突発性難聴，進行・変動性難聴，再発性難聴，良性発作性頭位めまい症(BPPV)，持続性知覚性姿勢誘発めまい(PPPD)，慢性歩行障害，慢性めまい症などであった．これらの疾患の中から"外リンパ瘻"を的確に診断できれば，より良い予後が期待できる．本誌にも詳述されているが，突発性難聴の前向き研究では，約2割の症例でCTPが陽性であり，高齢者や難聴が高度な患者ほど陽性率が高かった．現在，外リンパ瘻の全国疫学調査を企画中であるが，従来考えていたよりその頻度は高いものと推察している．

　本特集号では，外リンパ瘻の診療に長年取り組んできたエキスパートに執筆を依頼し，臨床の第一線に立つ専門医の視点から解説していただいた．本誌が神経耳科の新しい治療学の幕開けに寄与することを願っている．

2025年2月

池園哲郎

KEY WORDS INDEX

和　文

あ行
圧外傷　*27*
アブミ骨手術　*1*
アブミ骨脱臼　*21*
安静　*72*
1か月　*72*

か行
外リンパ瘻
　　10,14,21,35,42,47,57,64,72
外リンパ瘻閉鎖術　*64*
カテゴリー　*1*
急性感音難聴　*42*
経時的増悪　*57*

さ行
試験的鼓室開放術　*10*
持続性知覚性姿勢誘発めまい　*64*
CTP 検査　*42,47*
手術　*72*
衝撃波　*27*
ステロイド鼓室内注入療法　*42*
前庭性片頭痛　*64*
側頭骨骨折　*21*

た行
ダイビング　*35*
中耳洗浄液　*14*
聴力改善　*72*
治療成績　*57*
頭部外傷　*21*
突発性難聴　*1,57*

な・は行
内耳型減圧症　*35*
内耳窓閉鎖術　*42,57*
難聴　*47*
爆傷　*27*
爆傷性外リンパ瘻　*27*

ま行
慢性めまい　*64*
耳ぬき不良　*35*
迷路気腫　*21*
メニエール病　*1,64*
めまい　*10,47*

ら行
瘻孔症状　*10*
瘻孔症状検査　*10*

欧　文

B
barotrauma　*27*
blast injury　*27*
blast-induced perilymphatic
　fistula　*27*

C
category　*1*
chronic dizziness and vertigo　*64*
closure of labyrinthine window
　　57
Cochlin-tomoprotein　*1,27,57*
Cochlin-tomoprotein（CTP）
　detection test　*42,47*
CTP　*1,14,27,57*

D・F
diving　*35*
dizziness　*47*
fistula sign　*10*
fistula test　*10*

H・I
head trauma　*21*
hearing loss　*47*
inner ear decompression disease
　　35
intratympanic corticosteroid
　therapy　*42*

L・M
labyrinthine window membrane
　sealing　*42*
MEL　*14*
Méniére's disease　*1,64*
middle ear lavage　*14*
middle ear pressure imbalance
　　35

O・P
one month　*72*
operation　*72*
perilymph fistula　*10,72*
perilymphatic fistula
　　14,21,35,42,47,57,64
perilymphatic fistula repair
　surgery　*64*
persistent postual-perceptual
　dizziness　*64*
peumolabyrinth　*21*

R・S
recovery of hearing level　*72*
resting　*72*
shock wave　*27*
stapedotomy　*1*
stapes luxation　*21*
sudden deafness　*1*
sudden sensorineural hearing
　loss　*57*
sudden-onset sensorineural
　hearing loss　*42*
surgery　*72*

T・V・W
temporal bone fracture　*21*
treatment result　*57*
tympanoplasty　*10*
vertigo and dizziness　*10*
vestibular migraine　*64*
worsening over time　*57*

WRITERS FILE ライターズファイル（50音順）

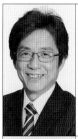

池園 哲郎
（いけぞの てつお）

- 1988年　日本医科大学卒業
- 1992年　同大学大学院修了 米国NIH, VF
- 1996年　伊勢崎市民病院耳鼻咽喉科，医長
- 2000年　日本医科大学耳鼻咽喉科，講師
- 2011年　埼玉医科大学耳鼻咽喉科，教授
- 2018年　同大学病院，副院長
- 2025年　厚労省外リンパ瘻研究班，班長 Bárány学会外リンパ瘻診断基準作成委員会，委員長

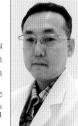

久保 和彦
（くぼ かずひこ）

- 1996年　九州大学卒業 同大学耳鼻咽喉科入局
- 2002年　同大学大学院修了 済生会福岡総合病院耳鼻咽喉科
- 2004年　千鳥橋病院耳鼻咽喉科，部長
- 2011年　九州大学病院耳鼻咽喉科・頭頸部外科，助教・講師
- 2016年　千鳥橋病院耳鼻咽喉科，部長
- 2018年　同病院，副院長兼耳鼻咽喉科・頭頸部外科，部長

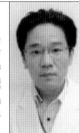

前田 幸英
（まえだ ゆきひで）

- 1993年　北海道大学卒業
- 2000年　岡山大学大学院医学研究科修了（神経解剖学） 同大学病院耳鼻咽喉科
- 2002年　米国アイオワ大学，博士研究員（分子遺伝学）
- 2007年　岡山大学病院耳鼻咽喉科，助手・助教
- 2017年　同，講師
- 2024年　埼玉医科大学耳鼻咽喉科・神経耳科，講師

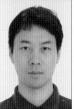

犬塚 義亮
（いぬづか よしあき）

- 2014年　防衛医科大学校卒業 同大学校耳鼻咽喉科入局 同大学校病院・自衛隊中央病院，初任実務研修医
- 2016年　航空自衛隊百里基地医務室 新東京病院耳鼻咽喉科通修
- 2018年　防衛医科大学校病院耳鼻咽喉科，専門研修医
- 2020年　航空幕僚監部首席衛生官付 埼玉医科大学病院耳鼻咽喉科通修
- 2021年　米空軍航空宇宙医学校留学
- 2022年　防衛医科大学校医学研究科（耳鼻咽喉科学）

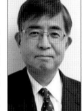

小林 泰輔
（こばやし たいすけ）

- 1987年　愛媛大学卒業 同大学医学部耳鼻咽喉科学教室入局
- 1993年　同大学大学院医学研究科修了 同大学耳鼻咽喉科，助手
- 1993～94年　スウェーデン王国カロリンスカ研究所南病院留学
- 2000年　愛媛大学耳鼻咽喉科，講師
- 2001年　愛媛県立中央病院耳鼻咽喉科，医長
- 2009年　高知大学医学部附属病院耳鼻咽喉科，講師
- 2010年　同大学医学部耳鼻咽喉科，准教授
- 2018年　同大学医学部附属病院，病院教授
- 2024年　鷹の子病院耳鼻咽喉科中耳手術センター長 高知大学学部，客員教授

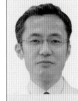

松田 帆
（まつだ はん）

- 2003年　日本医科大学卒業 同大学耳鼻咽喉科入局
- 2005年　同，助手
- 2011年　埼玉医科大学耳鼻咽喉科，助教
- 2021年　同，講師

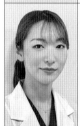

春日 麻里子
（かすが まりこ）

- 2018年　藤田保健衛生大学卒業
- 2020年　信州大学耳鼻咽喉科入局
- 2024年　相澤病院耳鼻咽喉科

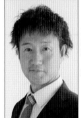

佐々木 亮
（ささき あきら）

- 1998年　弘前大学卒業
- 2002年　同大学大学院修了
- 2015年　同大学大学院医学研究科，准教授
- 2023年　青森市民病院耳鼻いんこう科，部長

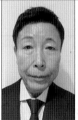

三保 仁
（みほ ひとし）

- 1989年　聖マリアンナ医科大学卒業 同大学耳鼻咽喉科入局
- 1991年　積仁会島田総合病院耳鼻咽喉科
- 1993年　聖マリアンナ医科大学耳鼻咽喉科
- 1995年　三保耳鼻咽喉科開業
- 1998年　PADIダイビングインストラクター・職業潜水士取得
- 2019年　メキシコ移住しメキシコ潜水医学研究所開設 大倉山耳鼻咽喉科

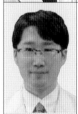

北原 智康
（きたはら ともやす）

- 2016年　弘前大学卒業 上尾中央総合病院，初期臨床研修医
- 2018年　埼玉医科大学病院耳鼻咽喉科入局
- 2019年　国立国際医療研究センター病院耳鼻咽喉科
- 2020年　埼玉医科大学病院耳鼻咽喉科
- 2021年　同大学国際医療センター頭頸部外科
- 2022年　同大学病院耳鼻咽喉科，助教

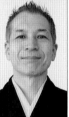

根本 俊光
（ねもと としみつ）

- 1990年　千葉大学卒業 同大学耳鼻咽喉科入局
- 1996年　同大学大学院修了 石橋総合病院耳鼻咽喉科
- 1997年　成田赤十字病院耳鼻咽喉科
- 2000年　同，部長

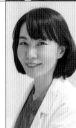

李 佳奈
（り かな）

- 2002年　神戸大学卒業 同大学耳鼻咽喉・頭頸部外科入局
- 2003年　三田市民病院耳鼻咽喉科
- 2004年　神戸大学耳鼻咽喉・頭頸部外科
- 2008年　新須磨病院耳鼻咽喉科
- 2025年　同，部長

CONTENTS	どう見分ける？ 外リンパ瘻

外リンパ瘻の診断基準の変遷，病態研究の歴史 ……………………松田　　帆　　**1**

外リンパ瘻の世界初の報告から，診断基準の変遷，また病態に関する基礎研究，画像評価までを示す．

検　査

1)瘻孔症状 ………………………………………………春日麻里子ほか　**10**

瘻孔症状は外リンパ瘻を診断するうえで重要な所見であるが特異的ではないため，病歴や他の臨床検査と合わせた総合的な判断が必要である．

2)CTP 検査 …………………………………………………北原　智康　　**14**

CTP 検査は外来でもできる低侵襲な検査である．経鼓膜的に中耳洗浄液を採取して ELISA で測定する．外リンパ瘻を客観的に診断することのできる有用な診断ツールである．

原因・誘因から考える外リンパ瘻

1)外傷：中耳直達外傷と頭部外傷 ………………………小林　泰輔　　**21**

中耳直達外傷による外リンパ瘻はアブミ骨脱臼を伴うことがあり，難聴の進行やめまいの持続があれば早期に手術を行う．頭部外傷による外リンパ瘻は側頭骨骨折がなくても生じることがある．

2)圧外傷後の難聴・めまい ……………………………犬塚　義亮ほか　**27**

外因性圧外傷の一つである爆風(爆傷)によって生じる外リンパ瘻について，爆傷による耳関連障害の特徴や基礎研究における所見を含めて概説する．

3)スキューバダイビングに起因する圧外傷後の難聴・めまい………三保　　仁　　**35**

スキューバダイビングでは，耳ぬき不良により外リンパ瘻が発症しうるが，内耳型減圧症との早期鑑別が重要になるため，耳科学的検査以外に問診が大変重要になる．

編集企画／池園哲郎
埼玉医科大学教授

Monthly Book ENTONI　No. 308／2025. 4　目次

編集主幹／曾根三千彦　香取幸夫

症状から考える外リンパ瘻

1)急性感音難聴……………………………………………佐々木　亮　**42**

ステロイド鼓室内注入療法を行った急性感音難聴症例全例にCTP検査を施行し，その陽性率は22%であった．高年齢および治療前聴力不良例ではCTP陽性率が高かった．

2)変動性難聴・反復性難聴……………………………李　　佳奈ほか　**47**

外リンパ瘻の臨床症状は極めて多様であるが，変動性難聴や反復性難聴を有する症例に対して内耳窓閉鎖術が有効である場合がある．

3)進行性難聴……………………………………………根本　俊光　**57**

発症後増悪や変動を示す急性感音性難聴症例には，明らかな発症契機をもたない外リンパ瘻が相当数含まれる．保存的治療が無効ならば可及的早期の手術が推奨される．

4)慢性めまい……………………………………………前田　幸英　**64**

慢性のふらつき・平衡障害の患者で，頭部打撲や圧外傷の誘因後にめまいをきたしたり，変動増悪する難聴を伴う場合は外リンパ瘻が疑わしく，CTP検査や手術治療が推奨される．

保存的治療と手術治療……………………………………久保　和彦　**72**

外リンパ瘻の治療方針の臨界点は発症1か月以内かどうかである．1か月以内であれば安静治療が有効だが，そうでなければ手術療法が選択される．

Key Words Index ………………………… 前付2
Writers File ………………………………… 前付3
FAX 専用注文書 …………………………………79
FAX 住所変更届け …………………………………80
バックナンバー在庫一覧 …………………………81
Monthly Book ENTONI 次号予告 ……………82

【ENTONI® （エントーニ）】
ENTONIとは「ENT」（英語のear, nose and throat：耳鼻咽喉科）にイタリア語の接尾辞 ONE の複数形を表す ONI をつけ，耳鼻咽喉科領域を専門とする人々を示す造語．

前付 5

ENTONI
Monthly Book

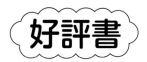

好評書
No.288・300 定価 2,860 円（本体 2,600 円＋税）
No.256・267 定価 2,750 円（本体 2,500 円＋税）

めまい
―診断と鑑別のポイント―

No. 300 (2024年8月号)
編集企画／堤　剛（東京医科歯科大学教授）

外来で診る頻度の高い疾患、近年注目されている疾患を取り上げ、診断基準・治療法など解説

- 良性発作性頭位めまい症
- メニエール病の診療
  －国内外の診断基準とガイドラインの比較－
- 前庭神経炎
- 上半規管裂隙症候群
- 前庭性片頭痛
- 前庭性発作症
- 起立性調節障害
- 先天性眼振
- 持続性知覚性姿勢誘発めまい（PPPD）
- 中枢性めまい

めまい検査を活用しよう
―適応と評価―

No. 288 (2023年9月号)
編集企画／堀井　新（新潟大学教授）

多岐にわたるめまいの原因を特定するために欠かせない検査を詳述

- 問診票
- 回転検査
- 温度刺激検査
- ビデオヘッドインパルス検査
- 前庭誘発筋電位
- 重心動揺検査
- 自覚的視性垂直位
- 内リンパ水腫推定検査
- 画像検査
- VOG～適応と評価、市販機種の特徴について～

"めまい"を訴える患者の診かた

No. 267 (2022年2月号)
編集企画／角南貴司子（大阪市立大学教授）

各検査による診断方法、
診断基準からの鑑別など詳しく解説

- 救急におけるめまいを訴える患者の診かた
- 頭痛を訴えるめまい患者の診かた
- めまいを訴える小児の診かた
- 耳鼻咽喉科疾患と高齢者（65歳以上）への対応—めまい—
- 難聴とめまいを訴える患者の診かた
- 持続する浮遊感を訴える患者の診かた
- 頭位性めまいを訴える患者の診かた
- 精神疾患を合併するめまいを訴える患者の診かた
- 外傷によるめまいを訴える患者の診かた

めまい・ふらつき
―QOL向上をめざした診療―

No. 256 (2021年4月号)
編集企画／岩﨑真一（名古屋市立大学教授）

めまい・ふらつきを生じる疾患および
それらの診断法、治療法についてまとめられた一冊

- めまい・ふらつきを生じる疾患（総論）
- めまい・ふらつきに対する診断のポイント
- めまい・ふらつきの鑑別に必要な検査
- めまい・ふらつきを生じる前庭疾患
- めまい・ふらつきを生じる中枢疾患
- めまいを生じる機能性疾患・精神疾患
- めまい・ふらつきを生じる全身疾患
- めまい・ふらつきに対する薬物療法
  —適応のある薬剤の一覧—
- めまい・ふらつきに対するリハビリテーション治療
- めまい・ふらつきに対する新規治療

 全日本病院出版会　〒113-0033　東京都文京区本郷 3-16-4　Tel：03-5689-5989
www.zenniti.com　Fax：03-5689-8030

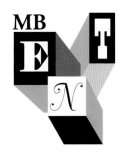

◆特集・どう見分ける？外リンパ瘻

外リンパ瘻の診断基準の変遷，病態研究の歴史

松田 帆*

Abstract 外リンパ瘻は，めまい，難聴，耳鳴，耳閉感，自律神経症状など多様な症状を引き起こす疾患であり，集中力低下など認知機能の低下も報告されている．めまいは浮動性が主とされていたが，実際には回転性で発症する症例もあり，さらに慢性期では姿勢障害や歩行障害が現れる．難聴は突発性難聴の原因として診断基準が作られ，さらに進行性・変動性難聴も着目されてきた．聴力の低下は軽度～重度まで様々である．このように，外リンパ瘻は臨床症状からの診断は難しく，原因診断名であることを銘記すべきである．

　従来は術中に外リンパ漏出や瘻孔を確認することで確定診断されていたが，その同定は容易ではない．しかし，CTP検査により生化学的診断が可能となり，さらに発症の誘因に基づいた分類が作成され，それに基づいて症例の整理も可能になった．多くの動物実験や，近年の画像検査の発展によりヒトの病態も徐々に解明されつつある．外リンパ瘻の臨床像を深く理解するためには，幅広い視点からの臨床的検討が必要である．本稿では，診断基準の変遷，病態研究の歴史を俯瞰しながら今後何が期待されるか述べる．

Key words CTP(Cochlin-tomoprotein)，突発性難聴(sudden deafness)，メニエール病(Ménière's disease)，カテゴリー(category)，アブミ骨手術(stapedotomy)

はじめに

　外リンパ瘻の症状は多岐にわたり，めまい，難聴，耳鳴，耳閉感，自律神経症状をきたす疾患である．集中力が低下するなどの認知機能低下の報告もある．めまいの性状は浮動性，フラフラ感が主体だと思われてきたが，実際には回転性で発症する症例もある．慢性期では姿勢症状・歩行障害などを呈する場合もあり，ほとんどの場合で外リンパ瘻とは診断されていないと推測される．難聴の経過は突発性の場合もあるが，進行性・変動性など従来から認識されている通りの経過である．聴力レベルは軽度～重度まで幅広い．このように，臨床症状から外リンパ瘻と診断することは困難である．また，国によっての認識も様々であり，たとえば，北米ではめまいの原因と考えられており，難聴の有無は問わない．一方で，ドイツなどでは難聴が主な症状と考えられている．

　このように外リンパ瘻の臨床症状は多岐にわたり，どのような病歴，症状，検査所見に着目するかで，担当医師の診断は大きく異なる．外リンパ瘻の概念を深く理解するには，幅広い視点から特徴を考える必要がある．そこで，過去から現在までどのような報告がされてきたか，また今後どのようなことが期待されるかについて記述する．

内耳疾患における外リンパ瘻

　1961年にLewisが，アブミ骨手術後にめまい，難聴を訴えた患者のプロテーゼ周囲から，外リンパ漏出を認めたという症例を報告したのが，外リンパ瘻という疾患概念の始まりである[1]．その後，1967年にGoodhill，Harrisonらが同様の症例を

---

* Matsuda Han，〒350-0495 埼玉県入間郡毛呂山町毛呂本郷38 埼玉医科大学病院耳鼻咽喉科，講師

「perilymph（perilymphatic）fistula」という文言を使用して報告した[2)3)]．1968 年には，Fee が「Traumatic perilymphatic fistulas」を報告し，頭部外傷により外リンパ瘻が生じうることを報告した[4)]．さらに 1970 年には，Stroud らが「Spontaneous perilymph fistulas」というタイトルで特発性の外リンパ瘻 4 例の報告をした[5)]．しかしながら，4 例のうち 3 例は真珠腫術後，頭部外傷，奇形合併例であり，後述する本来の idiopathic（カテゴリー 4）に該当する症例は 1 例のみであった．当時「spontaneous」という言葉は，手術や外傷が直接の誘因となった症例以外の，かなり幅広い原因をもつ外リンパ瘻症例全般で用いられていた．そこで我々は，日本の診断基準を作る際に「spontaneous（自然に発生する（外因なし））という用語は誤用されやすいため idiopathic（誘因・原因不明）を使うべき」と推奨した．本邦では 1981 年暁らが，10 例中 7 例は頭部外傷を契機に発症したと報告しており，日本でも頭部外傷が外リンパ瘻の発症の誘因として注目されていたことを示している[6)]．

このように手術，外傷が原因の外リンパ瘻が最初に広く知られるようになり，その後，他の特発性内耳疾患の原因として外リンパ瘻が鑑別の対象となった．その代表的な疾患が突発性難聴とメニエール病である．まずは急性感音難聴の原因として着目され，Goodhill は，内因性・外因性の圧外傷を契機に急性感音難聴を発症した 4 症例を報告した[7)]．Grossenbacher は，突発性難聴 15 症例のうち 3 例は正円窓に異常を認めた報告をしている．3 例のうち 2 例は正円窓に瘻孔を認め，1 例は正円窓の異常な膨隆を認め，2 例は瘻孔を閉鎖することで聴力が改善したと報告している[8)]．本邦では，寺山ら[9)]，木村ら[10)]が圧外傷を契機に発症した症例を内耳窓破裂症として報告した．この報告では，圧外傷を契機に発症する症例が着目されていたが，誘因がない症例も 2 割程度存在したとされている．このように外リンパ瘻が急性感音難聴の原因疾患として認知され，厚生省特定疾患急性高度難聴調査研究班は 1983 年に外リンパ瘻診断

基準（案）を作成した．この案では，耳科手術，外傷や真珠腫などを発症の誘因とした外リンパ瘻は対象に入っておらず，圧外傷を契機に発症した症例もしくは誘因なく発症した症例，つまり現在のカテゴリー 2, 3, 4 が対象となっていた．

一方，外リンパ瘻はメニエール病との鑑別としても注目を集めた．Arenberg らは，めまい，難聴を反復する小児例を報告した[11)]．深谷らは，重量物運搬を契機に耳鳴とめまいを発症し，1 日で症状が消失したが，その後も数回発作を繰り返した症例を報告した[12)]．また，77 例の外リンパ瘻手術症例のうち 16 例（20.8%）がメニエール病様の症状を示したとも報告している[13)]．Shelton らも，78 例中 17 例（21.8%）が術前にメニエール病と診断されていたと報告した[14)]．このように，外リンパ瘻は急性，変動性，再発性など多様な難聴の経過を呈することが知られるようになった．

本邦では，圧外傷を契機に発症する症例の報告が多く，診断基準でも圧外傷に着目していたが，発症の誘因がない idiopathic 例の存在にも肯定的であった．海外には班会議や学会レベルで検討した診断基準は存在しないが，米国では 1991 年に House らが病院，クリニックの医師へのアンケートで，外リンパ瘻を疑う要因のもっとも重要なものは「発症の誘因」であり，95% の医師が，誘因が必要と考えていると報告した[15)]．

1990 年初頭になって，徐々に外リンパ瘻否定派が台頭し，believer と non-believer の間で大きな論争が巻き起こった．Schuknecht, Shea は「myth（神話）」という表現を用いて，特に誘因がない（idiopathic）外リンパ瘻の存在を否定した[16)]．さらに Meyerhoff は，発症の誘因を認めなかった症例はわずか 2% と，idiopathic 症例には否定的な見解を示した[17)]．これが後々，外リンパ瘻全体を否定する論調へ変化していったのである．しかしながら，同じ米国でも Fitzgerald らは，1997 年に「Perilymphatic fistula：a Washington DC experience」の中で，197 例中 70 例（36%）は誘因がなかったとむしろ idiopathic 症例を強調する報告を

表 1. 外リンパ瘻診断基準
（厚生省特定疾患急性高度難聴調査研究班，1990 年度改訂）

1．確実例
　手術（鼓室開放術），内視鏡などにより蝸牛窓・前庭窓のいずれか，または両者より外リンパ，あるいは髄液の漏出を確認できたもの．または瘻孔を確認できたもの．
2．疑い例
　髄液圧，鼓室圧の急激な変動を起こすような誘因の後に，難聴，耳鳴，耳閉塞感，めまい，平衡障害などが生じた．

註1：力み，重いものを持ち上げる，鼻かみ，努責，潜水，飛行機旅行などの誘因がある．
註2：症状は全部揃わなくてもよい．いずれか一つのこともある．
註3：パチッという音（pop）を伴うことがある．
註4：再発することもある．
註5：感音難聴が数日間，数日かけて生じた．ときに変動する．
註6：急性発症の難聴があって"水の流れるような耳鳴"あるいは"水の流れる感じ"がある．
註7：外耳・中耳の加圧・減圧などでめまいを訴える．または，眼振が記録できる．
註8：動揺感が持続し，患側下で頭位眼振がみられる．

表 2. 外リンパ瘻診断基準
（厚生労働省難治性聴覚障害に関する調査研究班，2016 年改定）

外リンパ瘻確実例
　1）顕微鏡検査・内視鏡検査
　　顕微鏡，内視鏡などにより中耳と内耳の間に瘻孔を確認できたもの．瘻孔は蝸牛窓，前庭窓，骨折部，microfissure，奇形，炎症などによる骨迷路破壊部に生じる．
　2）生化学的検査
　　中耳から外リンパ特異的蛋白が検出できたもの

しており，当時の believer と non-believer の論争を彷彿とさせる[18]．

　このように外リンパ瘻への考え方は，国ごと医師ごとに大きく異なっており，外リンパ瘻症例の臨床的特徴も報告ごとに異なっていた．外リンパ瘻のイメージが多岐にわたるのは，非手術例の診断が不可能であったため，外リンパ瘻の全体像が把握できなかったことも要因の一つと考えられる．外リンパ瘻の特徴を明らかにするには，保存的加療を施行された症例の確定診断が可能になることが必要であった．

外リンパ瘻診断

　そこで，次に外リンパ瘻診断法の変遷について記述する．本邦では従来，「内視鏡検査もしくは手術により蝸牛窓，前庭窓のいずれか，または両者より外リンパあるいは髄液の漏出を確認できたもの．または瘻孔を確認できたもの．」が外リンパ瘻確実例とされていた（表1）が，主観的，侵襲的であるという問題があった．また，実際には内耳窓

の瘻孔を確認できることは少なく，液体の流出の確認により外リンパ瘻と診断していることが多かった．しかし，内耳窓窩には周囲から滲出液などの液体が流入するため，外リンパの「流出所見」とは実際には液体の貯留をみていることが多い．最近の海外の報告でも，漏出や瘻孔を診断に用いていることが多く，それのみでは診断が困難なので，「手術で治療効果があれば外リンパ瘻」と治療的診断を用いる報告も少なくない．

　瘻孔・漏出の視認では侵襲が高く症例が限定されることから，客観的診断法を確立するため，外リンパに特異的に存在する物質を検出する研究が1990 年代に盛んに行われた．β_2トランスフェリン[19)20)]やβトレース蛋白[21)~23)]などの脳脊髄液漏出検査の流用の可能性が報告されたが，いずれも血清にも存在することもあり，外リンパ漏出マーカーとしてカットオフが定められたり，多数例に使用されるほどには普及しなかった．一方，Ikezono らは，遺伝性難聴 DFNA9 の原因遺伝子 *COCH* の蛋白産物である Cochlin に着目し研究を

表 3. 外リンパ瘻の診断における Cochlin-tomoprotein（CTP）検査の運用指針（日本耳科学会承認）

「外リンパ瘻診断基準」における CTP 検査は，外リンパ瘻確実例と診断するために重要な検査であるが，下記の点に留意し実施されるべき検査である．
難聴やめまいの症状があり，外リンパ瘻が疑われた場合，「外リンパ瘻診断基準」に記載の「カテゴリー分類」においてカテゴリー 1，2，3 又は 4 のどれに該当するかを判断する．
・下記 ①〜④ に当てはまるかどうか検討し，検査の適応を慎重に判断して実施する．
① 原因既知の疾患，診断基準が定められている疾患【聴神経腫瘍，自己免疫性・遺伝性・薬剤性・感染性（ウイルス，細菌）内耳疾患，突発性難聴，メニエール病，急性低音障害型感音難聴，良性発作性頭位めまい症，前庭神経炎など】に該当しない．
② 症状が不安定[注1]である．
③ 特徴的徴候[注2]が認められる．
④ 経過観察[注3]をしても，②③ の症状が改善されない．

注 1．急速に悪化する難聴，変動・進行性難聴，遷延する平衡障害
注 2．流水耳鳴（「水の流れるような耳鳴」または「水の流れる感じ」），ポップ音（発症時にパチッなどという膜が破れるような音），瘻孔症状（外耳，中耳の加圧または減圧でめまいを訴える．または眼振を認める．）
注 3．急性発症の場合，数日〜2 週間程度．慢性の場合，2 週間〜2 か月程度

・日本耳鼻咽喉科頭頸部外科学会認定耳鼻咽喉科専門医によって実施される．

進めたところ，Cochlin のアイソフォームの一つである CTP（Cochlin-tomoprotein）が外リンパ中に存在することを同定した．さらに，Ikezono らは CTP の臓器発現特異性について調べたところ，CTP は外リンパには大量に発現している一方，血清や髄液には認められなかった[24]．このことから 2009 年に Ikezono らは，CTP が外リンパ漏出の生化学的診断マーカーになりうることを報告した[25]．

CTP の検出は，当初ウェスタンブロッティング法での検出を行い，その後 ELISA 法が開発された．2013 年からは ELISA 法を用いた CTP 検査の医師主導多施設共同研究が開始され，全国約 100 施設から多くの症例のデータが蓄積された．その結果，2016 年に外リンパ瘻の診断基準が改定され，「瘻孔が確認できたもの，もしくは外リンパ特異的蛋白が検出されたもの」が確実例の診断基準になった（表 2）．変更のポイントとしては，従来は「瘻孔」「漏出」いずれもが確実例の診断の要件であったが，主観が入りやすい「漏出」の記載はなくなり，視認での診断は「瘻孔」の同定のみになった．1961 年に外リンパ瘻の概念が報告されてから半世紀以上を経て，瘻孔・漏出の視認という診断から漏出の生化学的診断の追加という大きな変革を遂げた．

2022 年 7 月には，CTP 検出検査が保険収載され，全国の医療機関で検査が可能となった．同時に，検査が適切に使用されるよう，日本耳科学会から「外リンパ瘻の診断における Cochlin-tomoprotein（CTP）検査の運用指針」が示された（表 3）．本指針では，外リンパ瘻が疑われた場合，まず「外リンパ瘻診断基準」に記載の「カテゴリー分類」においてカテゴリー 1，2，3 又は 4 のどれに該当するかを判断することが必要である，と記載されている．そこで次項ではカテゴリー分類について詳述する．

カテゴリー分類

外リンパ瘻の科学的データが少なかったのは，カテゴリー分類が存在せず，アブミ骨嵌入や側頭骨骨折などと idiopathic の症例が混在して報告されていたことが要因の一つである．海外の報告では，外リンパ瘻をもっとも疑う要因を耳手術の既往と報告しており，突発性難聴の鑑別診断として作成された本邦の外リンパ瘻診断基準とは考え方が大きく異なっていた．外リンパ瘻の分類に関しては，1973 年に Goodhill らが提唱した explosive route と implosive route の概念で記述される報告が多い．この説は，瘻孔が生じる機序として，頭蓋内圧の上昇がクモ膜下腔から蝸牛水管または内耳道を経由して外リンパ腔に伝わり，正円窓もしくは卵円窓を内耳側から中耳腔へ外方に押し破る，という explosive route と，耳管，中耳腔を経由して圧上昇が両窓に加わり，内耳側に圧迫破裂

表 4. 外リンパ瘻のカテゴリー分類

	外傷，疾患，手術など
1	(1) a. 迷路損傷（アブミ骨直達外傷，骨迷路骨折など） b. 他の外傷（頭部外傷，全身打撲，交通事故など） (2) a. 疾患（中耳および内耳疾患，真珠腫，腫瘍，奇形など） b. 医原性（中耳または内耳手術，処置など医療行為）
2	外因性の圧外傷（爆風，ダイビング，飛行機搭乗など）
3	内因性の圧外傷（はなかみ，くしゃみ，重量物運搬，力みなど）
4	明らかな原因，誘因がないもの（idiopathic）

（急性感音難聴の手引き 2018 年版より転載）

するという implosive route という説である[26]．この説は，病態の説明としては重要であるが，一方でこの説を用いた場合，鼻かみなどは，努責による explosive route なのか，耳管を経由した圧が直接内耳窓を損傷する implosive route か判断するのは不可能であり，どちらに分類するのか，医師の主観に依存してしまう．そこで，発症の誘因をもとにしたシンプルなカテゴリー分類を作成した（表4）．このように発症の誘因をもとにした分類法は，寺山の報告，木村の報告でも記載されており，1. 頭部外傷，2. 航空機搭乗，潜水，鼻をかむなど急激な気圧増減に伴うもの，3. 重いものを持ち上げる，手術，分娩，かがむ，声援など髄液圧上昇を示唆するもの，4. 何ら誘因のないもの，と記載されている．当時は誘因ごとの分類には発展せず，explosive route と implosive route について考察されていた．我々は，2017 年に全国 70 施設が CTP 検査の適応を判断して実施した 497 症例の臨床データを解析し，カテゴリー分類別に報告した[27]．その結果，発症の誘因を認めない外リンパ瘻症例（カテゴリー 4）が 46％を占めており，日本では多くの医師が，誘因がなくても臨床経過から外リンパ瘻を疑っていることが明らかになった．その後もこのカテゴリー分類を用いた報告がなされ，誘因がない症例は CTP 陽性率が低い[28]，誘因の有無は CTP 陽性率とは関連がない[29]など，誘因と CTP 検査結果の関係は，報告によって異なる．本カテゴリーは，発症の誘因により分類されているため臨床的に使用しやすいとして，米国でも活用されている[30]．

基礎的研究（病態生理，解剖）

多様な臨床像を呈する外リンパ瘻の病態を解明する目的で，多くの研究者により基礎的研究が行われてきた．病態生理に関しては，1970 年代～1990 年代に内耳窓破裂モデル，膜迷路破綻モデル，迷路気腫モデルを用いた研究がなされてきた．Simmons は，内耳窓破裂と同時に膜迷路の破綻も生じるとする double-membrane break theory を提唱した[31]．膜迷路の破綻により内リンパから外リンパにカリウムイオンが流入することで高度難聴を生じ，さらに数分間で難聴が不可逆になるという Tasaki らの動物実験の報告[32]から，不可逆性高度難聴を呈する外リンパ瘻の病態の一つとして考えられる．Nomura らは，モルモットで内耳窓破裂モデルを作成し，急性期に蝸牛の虚脱と頂回転の内リンパ水腫を認め，前庭でも虚脱を認めたと報告している．内リンパ水腫を呈する外リンパ瘻はメニエール病と同様の症状を呈する可能性があると述べている[33]．さらに，モデルごとに trabecular mesh の損傷の程度やその場所が異なること，膜迷路の病的所見も多様であることを示した．ヒトにおいても内耳内で膜迷路が種々の程度に collapse し，耳石・半規管の感覚細胞を刺激するため多様な症状が生じると考え "floating labyrinth 説" を提唱した[34]．一方，小林ら，西岡らは迷路気腫モデルでの研究結果を報告している．小林らは，迷路気腫により可逆性の難聴を生じるが，内耳構造の大きな変化を認めなかったと報告している[35]．西岡らは，鼓室階に気泡が入ることで高度難聴が生じるが，気泡を排出させることで難聴が回復すると報告している[36]．

上記の外リンパ瘻動物モデルを用いた研究の結果からは，内耳窓のみの破裂では高度難聴を生じないが，同時に加わった外力などの刺激により膜迷路に様々な変化を生じる可能性があり，これが多様な臨床像を呈する要因の一つと考えられる．また，内耳窓だけでなく膜迷路の破綻は不可逆の高度難聴を呈することが示された．

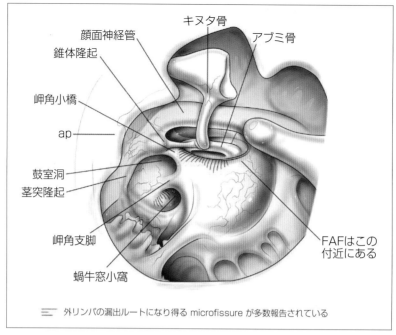

図1. 蝸牛窓周囲の内視鏡所見
(池園哲郎：内耳窓閉鎖術（外リンパ瘻）．森山 寛（監）：耳鼻咽喉・頭頸部
手術アトラス［上巻］第2版．p.174．医学書院, 2018．より転載)

　2000年代に入り，劉らは瘻孔による蝸牛血流の低下が，内耳機能を低下させると報告している[37]．瘻孔を作成した3耳で，内リンパ水腫，内耳出血をそれぞれ1耳認めたと報告しており，瘻孔が生じる過程が同一でも，内耳に与える影響は異なる可能性があることが示唆された．またKoikeらは，数理モデルを使って瘻孔の部位によって感音難聴が生じるか否かが異なると報告している[38]．瘻孔が前庭あるいは前庭階に存在する場合は，基底板振動の振幅が小さくなり高音部ほど減少する一方で，正円窓付近に瘻孔が存在する場合には，基底板振動の振幅には変化は認めなかった．これは，正円窓付近の瘻孔のみでは難聴を生じない，というFosterらの動物実験の報告[39]の結果と合致すると考察している．
　卵円窓，正円窓そのものの破綻が外リンパ瘻の原因となる症例もあるが，その周囲に存在するmicrofissuresが外リンパ漏出の原因となっているという報告も数多い．Satoらは，microfissuresの存在を詳細に報告して術者からみた所見をイラスト化している（図1）[40]．Microfissuresは，卵円窓周囲では尾側を中心に存在し，正円窓窩では尾側から後方中央に向けて多く存在している．ちなみに書籍「Schuknect's Pathology of the Ear」の中にはmicrofissuresには病的意義がないとの記載があるが，筆者はむしろその逆だと考えている．
　動物を用いた基礎的研究は，難聴に焦点をあてていくつかの病態仮説が示されてきた．一方で，前庭機能障害に関しては病態生理学的検討が難しいことから，形態学的に検討されている．組織学的検討の結果導かれた，前述の"floating labyrinth説"が一つの有力な仮説である．この説ではヒトの前庭症状の多様性を説明しやすい．しかし，このモデルの作成時に使う内耳への圧変化はかなり強くヒトでも同様の圧外傷が生じているか否かは不明である．動物モデルで内リンパ水腫が観察されたこと，そして外リンパ圧が下がれば相対的内リンパ水腫が生じるであろうことは容易に想像できるため，メニエール病類似の病態が生じてこれが外リンパ瘻の症状の原因になっているとする説が提唱され，世界の多くの研究者がこれを支持してきた．一方，ItoらのCTP陽性症例の報告では，瘻孔閉鎖前ではなく，瘻孔閉鎖後にMRIで内リンパ水腫を認めたと報告している[41]．術後にめまい

が改善しているにもかかわらず，画像上内リンパ水腫の存在が証明された症例であり，内リンパ水腫以外にもめまいの原因が存在することを示していると考える．

しかし，我々は，内リンパ水腫では内耳窓閉鎖術後の劇的な治療効果，すなわち短期間でバランス機能障害が改善し，術前には困難だった歩行も可能となるような術後経過は説明できないと常々考えていた．文献的に考察を進めていたところ，Curthoys，Smithらの興味深い解剖学的検討論文に出合った．それによると，卵形嚢斑は，球形嚢斑とは異なり自由度の高い構造をしている．前方は骨迷路に固定されているが，その他の部分はmembrana limitans（ML）を介して骨迷路に接している．この構造が卵形嚢斑のフレキシブルな動きを生み出して，健常時はヒト歩行時のショックアブソーバー機能を有していると彼らは推測した．さらに，ヒトmicroCTの解析で卵形嚢斑とMLの3Dモデルを作成し，MLが卵形嚢の形状に影響していることも報告した[42][43]．この健常時の所見から，我々は外リンパ瘻における病態を推察した "Hyperactive utricular movement仮説" を提唱した[44]．瘻孔が外リンパ圧の変動を起こすこと，外リンパの漏出により内外リンパ圧の恒常性・定常性が失われ卵形嚢に異常な，過度な動きが生じて，前庭機能障害が生じるとする説である．その説を支持するヒトデータとして，内耳窓閉鎖術によりめまいが術後早期，ほとんどの症例で術後1週間以内と急速に消失することを報告した[44]．

様々なアプローチを用いた病態研究により，瘻孔の部位，内耳の損傷部位・程度により症状，検査所見が様々である要因が示されてきた．また，卵形嚢特有の形態から推察される病態モデルも提唱された．しかし，術後の聴力改善が症例ごとに異なるなど明らかになっていない部分も多く，さらなる病態解明により，治療の改良にもつながる可能性があると考える．

今 後

初めて外リンパ瘻の報告がなされてから60年以上経過している．CTP検査の登場により生化学的な診断が可能になり，かつて「myth」といわれた疾患の存在が証明された．さらに，早期診断・早期治療に必要な迅速キットの開発も進められている．しかしながら，現在も未解決な部分はまだ多い．たとえば，手術治療を選択する基準が未確立であるが，これは自然治癒の可能性があるためである．ただ一つだけ確かなことは，外リンパ瘻を念頭に難聴・めまい患者の診療にあたることで，予後のよりよい改善に結び着く可能性があることだ．

文 献

1) Lewis ML Jr : Inner ear complications of stapes surgery. Laryngoscope, **71** : 377-384, 1961.
   Summary アブミ骨手術後に難聴，めまいを自覚した患者のプロテーゼ周囲に瘻孔を認め，閉鎖することで症状の改善を認めた．

2) Goodhill V : The conductive loss phenomenon in post-stapedectomy perilymphatic fistulas. Laryngoscope, **77**(7) : 1179-1190, 1967.

3) Harrison WH, Shambaugh GE Jr, Derlacki EL, et al : Perilymph fistula in stapes surgery. Laryngoscope, **77**(5) : 836-849, 1967.

4) Fee GA : Traumatic perilymphatic fistulas. Arch Otolaryngol, **88**(5) : 477-480, 1968.

5) Stroud M, Calcaterra T : Spontaneous perilymph fistulas. Laryngoscope, **80** : 479-487, 1970.

6) 暁 清文，田所広文，柳原尚明：内耳窓破裂症の臨床像．日耳鼻会報，**84**(9) : 975-982, 1981.

7) Goodhill V : Sudden deafness and round window rupture. Laryngoscope, **81**(9) : 1462-1474, 1971.

8) Grossenbacher R : Round window membrane pathology in sudden deafness (author's transl). HNO, **24**(7) : 227-232, 1976.

9) 寺山吉彦，山川宗位，中村興治：Rupture of Inner Ear Window（内耳窓破裂症）．耳鼻臨床，**70**(8) : 782-784, 1977.

10) 木村 洋，加藤 功，青柳 優ほか：くしゃみ

発作により誘発された内耳窓破裂の 1 症例. Equilibrium Res, **38**(2)：233-237, 1979.

11) Arenberg IK, May M, Stroud MH：Perilymphatic fistula：an unusual cause of of Ménière's syndrome in a prepubertal child. Laryngoscope, **84**(2)：243-246, 1974.

12) 深谷　卓, 野村恭也：メニエール病症状を呈した外リンパ瘻. 耳鼻咽喉科, **54**(12)：965-968, 1982.

13) 深谷　卓, 野村恭也：外リンパ瘻　メニエール病との鑑別診断. 日耳鼻会報, **93**(12)：2009-2013, 1990.

14) Shelton C, Simmons FB：Perilymph fistula：the Stanford experience. Ann Otol Rhinol Laryngol, **97**(2 Pt 1)：105-108, 1988.

15) House JW, Morris MS, Kramer SJ, et al：Perilymphatic fistula：surgical experience in the United States. Otolaryngol Head Neck Surg, **105**(1)：51-61, 1991.

16) Schuknecht H：Myths in neurotology. Am J Otol, **13**：124-126, 1992.

17) Meyerhoff WL：Spontaneous perilymphatic fistula：myth or fact. Am J Otol, **14**：478-481, 1993.
Summary　外リンパ瘻症例のうち，発症の誘因を認めなかった症例はわずか 2% のみであったため，誘因のない外リンパ瘻の存在を否定した.

18) Fitzgerald DC, Getson P, Brasseux CO：Perilymphatic fistula：a Washington, DC, experience. Ann Otol Rhinol Laryngol, **106**(10 Pt 1)：830-837, 1997.

19) Bassiouny M, Hirsch BE, Kelly RH, et al：Beta 2 transferrin application in otology. Am J Otol, **13**(6)：552-555, 1992.

20) Rauch SD：Transferrin microheterogeneity in human perilymph. Laryngoscope, **110**(4)：545-552, 2000.

21) Bachmann G, Petereit H, Djenabi U, et al：Predictive values of beta-trace protein(prostaglandin D synthase)by use of laser-nephelometry assay for the identification of cerebrospinal fluid. Neurosurgery, **50**：571-576, 2002.

22) Olaf M, Stephan B, Marko N, et al：beta-trace protein(prostaglandin D synthase)- a stable and reliable protein in perilymph. GMS Ger Med Sci, **3**：1-9, 2005.

23) Risch L, Lisec I, Jutzi M, et al：Rapid, accurate and non-invasive detection of cerebrospinal fluid leakage using combined determination of beta-trace protein in secretion and serum. Clin Chim Acta, **351**：169-176, 2005.

24) Ikezono T, Shindo S, Li L, et al：Identification of a novel Cochlin isoform in the perilymph：insights to Cochlin function and the pathogenesis of DFNA9. Biochem Biophys Res Commun, **6**：440-446, 2004.

25) Ikezono T, Shindo S, Sekiguchi S, et al：Cochlin-tomoprotein：a novel perilymph-specific protein and a potential marker for the diagnosis of perilymphatic fistula. Audiol Neurootol, **14**(5)：338-344, 2009.
Summary　CTP は外リンパ瘻に特異的に存在するため，外リンパ漏出を判定する生化学的診断マーカーになりうる.

26) Goodhill V, Brockman SJ, Harris I, et al：Sudden deafness and labyrinthine window ruptures. Audio-vestibular observations. Ann Otol Rhinol Laryngol, **82**(1)：2-12, 1973.

27) Matsuda H, Sakamoto K, Matsumura T, et al：A nationwide multicenter study of the Cochlin tomo-protein detection test：clinical characteristics of perilymphatic fistula cases. Acta Otolaryngol, **137**(sup565)：S53-S59, 2017.

28) 中野光花, 篠原　宏, 清水啓成ほか：125 耳の cochlin-tomoprotein(CTP)検査陽性率. Otol Jpn, **31**(4)：465-471, 2021.

29) Sasaki A, Ikezono T, Matsuda H, et al：Prevalence of perilymphatic fistula in patients with sudden-onset sensorineural hearing loss as diagnosed by Cochlin-tomoprotein(CTP)biomarker detection：its association with age, hearing severity, and treatment outcomes. Eur Arch Otorhinolaryngol, **281**(5)：2373-2381, 2024.

30) Sarna B, Abouzari M, Merna C, et al：Perilymphatic Fistula：A Review of Classification, Etiology, Diagnosis, and Treatment. Front Neurol, **11**：1046, 2020.

31) Simmons FB：The double-membrane break syndrome in sudden hearing loss. Laryngoscope, **89**(1)：59-66, 1979.

32) Tasaki I, Fernandez C：Modification of cochlear microphonics and action potentials by KCl solution and by direct currents. J Neuro-

physiol, **15**(6)：497-512, 1952.

33) Nomura Y：Otological significance of the round window. Adv Otorhinolaryngol, **33**：1-162, 1984.

34) Nomura Y, Okuno T, Hara M, et al："Floating" labyrinth. Pathophysiology and treatment of perilymph fistula. Acta Otolaryngol, **112**(2)：186-191, 1992.

35) 小林俊光, 伊東善哉, 桜田隆司ほか：外リンパ瘻の実験的研究─鼓室階空気置換時の蝸牛機能─. 耳鼻臨床, **82**(3)：441-448, 1989.

36) 西岡出雄, 柳原尚明：外リンパ瘻における可逆性急性高度感音難聴の発生機序に関する実験的研究：Aerolabyrinth の可能性について. 日耳鼻会報, **89**(4)：468-477, 1986.

37) 劉 秀麗, 曾根三千彦, 冨永光雄ほか：モルモット蝸牛窓膜破裂の蝸牛血流, 蝸牛内直流電位への影響. 日耳鼻会報, **106**(7)：723-729, 2003.

38) Koike T, Sakamoto C, Sakashita T, et al：Effects of a perilymphatic fistula on the passive vibration response of the basilar membrane. Hear Res, **283**(1-2)：117-125, 2012.

39) Foster PK, Luebke AE：A model for perilymphatic fistula induced hearing loss in the guinea pig cochlea. Hear Res, **167**(1-2)：175-179, 2002.

40) Sato H, Takahashi H, Sando I：Computer-aided three-dimensional reconstruction and measurement of microfissures. Am J Otol, **13**(2)：141-145, 1992.

41) Ito Y, Seo T, Sasano Y, et al：Perilymphatic fistula with characteristic findings of the inner ear by contrast-enhanced magnetic resonance imaging：a case report. Front Neurol, **14**：1276991, 2023.

42) Curthoys IS, Uzun-Coruhlu H, Wong CC, et al：The configuration and attachment of the utricular and saccular maculae to the temporal bone. New evidence from microtomography-CT studies of the membranous labyrinth. Ann N Y Acad Sci, **1164**：13-18, 2009.
Summary Membrana limitans という構造物が軟組織で卵形嚢に付着することで, 歩行時のショックアブソーバーになっており安定性が得られる.

43) Smith CM, Curthoys IS, Mukherjee P, et al：Three-dimensional visualization of the human membranous labyrinth：The membrana limitans and its role in vestibular form. Anat Rec (Hoboken, NJ：2007), **305**(5)：1037-1050, 2022.

44) Matsuda H, Hornibrook J, Ikezono T：Assessing the efficacy of perilymphatic fistula repair surgery in alleviating vestibular symptoms and associated auditory impairments. Front Neurol, **14**：1269298, 2023.
Summary 内耳窓閉鎖術を施行した患者の80％以上が手術から1週間以内にめまいの改善を自覚した.

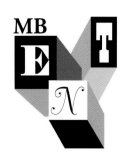

◆特集・どう見分ける？外リンパ瘻

検　査
1) 瘻孔症状

春日麻里子[*1]　茂木英明[*2]

Abstract　外リンパ瘻における瘻孔症状は圧力変化や頭部の動きに伴い，めまいと眼振が誘発される．迷路骨包に瘻孔が生じ，内耳膜迷路に異常な圧力が加わることでリンパの流動が生じ，平衡障害が起こると考えられている．瘻孔症状を調べる検査は，経外耳道的に pneumatic otoscope や Politzer 球を用いて中耳圧を変化させ内耳を刺激し眼振とめまいを観察する．瘻孔症状は鑑別診断において有用であるが，必ずしも外リンパ瘻に特異的な所見ではない．また，外リンパ瘻であっても全例で瘻孔症状が陽性になるとは限らないため，瘻孔症状を認めない場合でも外リンパ瘻を否定することはできない．瘻孔症状の頻度については多くの報告があり，13〜71%と様々である．瘻孔検査の結果が陽性であっても陰性であっても，他の臨床的所見と合わせて総合的に判断することが求められる．

Key words　外リンパ瘻(perilymph fistula)，瘻孔症状(fistula sign)，瘻孔症状検査(fistula test)，めまい(vertigo and dizziness)，試験的鼓室開放術(tympanoplasty)

はじめに

外リンパ瘻は内耳リンパ腔と周囲臓器の間に瘻孔が生じ，めまい，難聴，耳鳴，耳閉感，自律神経症状をきたす疾患である[1]．外リンパ瘻の確定診断は，顕微鏡・内視鏡下に中耳と内耳の間に瘻孔が確認できたもの，もしくは Cochlin-tomoprotein(CTP)が検出されたものとされている[2]．しかし，これらの検査を行うかどうかの判断には，外来診察での問診や検査が極めて重要である．本稿では，外リンパ瘻を診断するうえで重要となる所見の一つである瘻孔症状についての検査法，検査でのコツや注意点を概説する．

瘻孔症状について

瘻孔症状とは，中耳圧や頭蓋内圧の変化により内耳が刺激され，リンパ流の変動によってめまいや眼振が誘発される現象である．迷路骨包に瘻孔が生じ，内耳膜迷路に異常な圧力が加わることで外リンパを介した内リンパの流動が生じ，平衡障害が起こると考えられている[3]．外リンパ瘻における瘻孔症状は主に圧力変化や頭部の動きに伴い，めまいと眼振が誘発される．外リンパ瘻で瘻孔症状を認める場合は，外リンパの漏出が明らかとなるような大きな瘻孔が存在することが推測される．瘻孔が大きい場合には圧変化を受けやすく，瘻孔症状を認めやすいと思われる．ただし，外リンパ瘻であっても全例で瘻孔検査が陽性になるとは限らないため，瘻孔症状を認めない場合でも外リンパ瘻を否定することはできない．

瘻孔症状は鑑別診断において有用であるが，必ずしも外リンパ瘻に特異的な所見ではない．外耳道や中耳の病変，内耳奇形などでも圧力変化に敏感な反応が現れることがある．特に，内耳梅毒やメニエール病の一部では外耳道への圧刺激によってめまいや眼振が誘発されることがあり，これは仮性瘻孔症状，Hennebert's sign と呼ばれる．また，頭部外傷後や手術後の症例でも瘻孔様症状が

[*1] Kasuga Mariko，〒390-8510　長野県松本市本庄 2-5-1　慈泉会相澤病院耳鼻咽喉科
[*2] Moteki Hideaki，同，統括医長

みられることがあり，これらは瘻孔の存在を疑わせるものの，必ずしも外リンパの漏出によるものではない．したがって，瘻孔症状は外リンパ瘻に典型的であるものの，他の疾患でも類似の症状が現れる可能性がある．瘻孔検査の結果が陽性であっても陰性であっても，他の臨床的所見と合わせて総合的に判断することが求められる．

問 診

外リンパ瘻では特徴的な発症の誘因があるとされている．髄液圧，鼓室圧の急激な変動を起こす可能性のある潜水，飛行機，鼻かみ，咳，くしゃみ，重いものの運搬，排便時の力みなどの日常動作も外リンパ瘻の誘因となることがある．初診時には患者が誘因を自覚していない場合があるため，めまいや難聴を自覚した時の状況に関して，詳細な問診が重要である[4)5)]．発症の数日前に誘因がある場合もあり，複数回の問診で確認する[6)]．また，外リンパ瘻を生じやすい中耳および内耳疾患や頭部外傷の既往を確認する[6)]．深谷は，病歴では中耳や脳脊髄腔の圧上昇をもたらすような契機が41%，軽度の頭部外傷が26%と報告している[7)]．小川ら[5)]は誘因が明らかであった症例は約半数であったと報告しており，必ずしも誘因が明らかでない場合も多い．

また瘻孔症状として，外耳道に指を入れたり触ったりすることでめまいや浮動感を生じる症例がある．これらの症状は疾患と関連性がないと患者が自己判断し，診察の際に話してくれるとは限らない．医療者から外リンパ瘻の可能性を念頭に置いた問診が重要である．

検査法

瘻孔症状を調べる検査は中耳圧を変化させ内耳を刺激し眼振，めまいを観察する．経外耳道的に行う検査では，耳鏡に圧力をかけるためのポンプが付属した pneumatic otoscope や Politzer 球を用いて鼓膜に向かって陽圧または陰圧を加えることで外耳道の気圧を変化させる．一方，鼻をつまんで息こらえをする Valsalva 法で耳管経由に中耳圧を高める方法と胸腔内圧の上昇によって頭蓋内圧を高める方法がある．圧力変化に伴う反応の評価は，圧力を加えた際に患者がめまいを感じるか，加えて眼振を確認する．圧刺激による誘発眼振は，固視にて抑制されるため，非注視下にフレンツェル眼鏡，CCD赤外線カメラ，電気眼振図（ENG）を用いて観察，記録する．圧力をかけた際にめまいが誘発される場合や眼振が観察される場合は，瘻孔症状が陽性と判断する．圧刺激から眼振出現までの潜時，眼振方向，眼振頻度，持続時間を確認する[8)]．陽圧と陰圧で眼振の方向，回転感の方向が逆転するか留意する．また，患側のみならず健側も同様に検査を行い比較する[8)]．自発眼振がある場合には，圧刺激による誘発眼振と自発眼視の違いを確認する必要がある[8)]．

瘻孔症状が認められた症例の検討では，小川らは約半数では眼振は観察されずめまい感のみであったと報告し[5)]，暁らは眼振が認められた症例が2例，めまい感のみの症例が8例であったと報告している[9)]．したがって，検査によりめまい感を訴える自覚的な瘻孔症状のみの場合でも陽性と捉えることに留意し，外リンパ瘻の可能性を考慮すべきといえる[5)]．

検査でのコツ，注意点

侵襲性のある検査である．患者にはめまいが生じる可能性のある検査であることを事前に説明する．当科では，めまいが生じる可能性があることと赤外線CCDカメラでの観察のしやすさから診察用ベッドにて仰臥位で行っている（図1）．リンパ漏出の程度やタイミングによって検査所見が変化することがある．瘻孔症状の検査手技による誤差も報告されており[10)]，偽陽性や偽陰性となる可能性があるため，複数回検査することや，検者を変えて実施することも考慮する．しかしながら，検査によって症状の悪化を生じさせる可能性もあるため注意を要する[11)]．明らかな外傷性外リンパ瘻などでは，瘻孔検査の必要性を十分に検討すべきである．

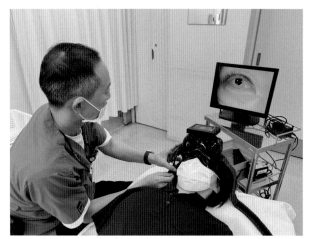

図 1. 瘻孔症状の検査
右耳へ pneumatic otoscope を使用して圧刺激を行っている.

瘻孔症状の頻度

瘻孔症状の頻度については多くの報告があり,13〜71%と様々である(表1). Vartianien らは試験的鼓室解放術で瘻孔を確認できた症例のうち33%で瘻孔症状が認められた[12]. しかし, 術中に瘻孔を確認できなかった症例でも8%で瘻孔症状が認められたと報告している[12]. Matsuda らは外リンパ瘻カテゴリー1に該当しCTP検査で陽性が確認された症例のうち50%で瘻孔症状が認められたと報告している[13]. 瘻孔症状は前庭窓に瘻孔がある場合に高率に認められるとされている[5]. しかしながら, どの程度の瘻孔があれば瘻孔症状が陽性になるのか, どのくらいの圧負荷が必要なのかはいまだ不明であり[9], 今後の研究が必要である.

おわりに

瘻孔症状の検査は古くから行われ, 様々な病態生理を紐解いてきた. 外リンパ瘻の病態の根本を理学的に捉える検査である. 基本的な外来診察の一つではあるが, 正確な手技に加えて, 眼振所見を正しく評価する能力も必要である. 日常診療を通じて手技を向上させ, 瘻孔症状を正しく理解して検査を行いたい.

参考文献

1) 松田 帆, 池園哲郎：メニエール病関連疾患の最新知見 外リンパ瘻. JOHNS, 38：1331-1337, 2022.
2) 池園哲郎：3. 外リンパ瘻 診断基準の改定と臨床所見の特徴. Equilibrium Res, 72：215-221, 2013.

表 1. 外リンパ瘻確実例における瘻孔症状の陽性率

著者	対象	診断方法	症例数	瘻孔症状		
暁ら, 1987[9]	外リンパ瘻	中耳手術	19例	眼振	2例	10%
				めまい	8例	42%
深谷ら, 1990[14]	外リンパ瘻	試験的鼓室開放	16例	めまい	2例	13%
小川ら, 1991[5]	外リンパ瘻	試験的鼓室開放	24例	眼振	2例	8%
				めまい	6例	25%
				眼振+めまい	4例	17%
Vartiainen et al, 1991[12]	外リンパ瘻	試験的鼓室開放	21例		7例	33%
Goto et al, 2001[15]	外リンパ瘻	試験的鼓室開放	45例	眼振	9例	20%
				めまい	9例	20%
				眼振+めまい	14例	31%
平杉ら, 2003[16]	外リンパ瘻	試験的鼓室開放	8例		1例	13%
岸本ら, 2013[17]	外リンパ瘻	試験的鼓室開放	18例		5/19耳	26%
永井ら, 2014[6]	外リンパ瘻 カテゴリー1, 2, 3	試験的鼓室開放	5例		3例	60%
	外リンパ瘻 カテゴリー4		4例		2例	50%
Matsuda et al, 2017[13]	外リンパ瘻 カテゴリー1	CTP陽性例	8例		4例	50%
	外リンパ瘻 カテゴリー2, 3, 4		30例		0例	0%

3) 小川　郁：側頭骨外科：どこまで危険部位に迫れるか─戦略と対策─「内耳瘻孔の取り扱い」. 頭頸部外科, 18：103-108, 2008.

4) 山田弘之, 西井真一郎, 徳力俊治ほか：外リンパ瘻が疑われ, 試験的鼓室開放術を施行した9手術例. Otol Jpn, 12：586-591, 2002.

5) 小川　郁, 神崎　仁, 小川茂雄ほか：外リンパ瘻の臨床像. Otol Jpn, 1：1-8, 1991.

6) 永井賀子, 萩原　晃, 小川恭生ほか：外リンパ瘻症例の臨床的検討. 耳展, 57：322-329, 2014.

7) 深谷　卓：3. 外リンパ瘻. Equilibrium Res, 72：222-226, 2013.

8) 將積日出夫：平衡機能検査　眼振検査と瘻孔症状検査. JOHNS, 34：874-876, 2018.

9) 暁　清文, 佐伯忠彦, 西原信成：外傷性めまい症例における外リンパ瘻の検討. Equilibrium Res, 46：160-164, 1987.

10) 中野貴史, 久保和彦, 吉田崇正ほか：仰臥位で聴力が改善した外リンパ瘻の1例. 耳鼻, 67：381-385, 2021.

11) 松田　帆, 池園哲郎：急性感音難聴　外リンパ瘻. JOHNS, 36：26-28, 2020.

12) Vartiainen E, Nuutinen J, Karjalainen S, et al：Perilymph fistula─a diagnostic dilemma. J Laryngol Otol, 105：270-273, 1991.

Summary 外リンパ瘻疑いで試験的鼓室開放術を施行した症例における瘻孔の検出率および瘻孔症状の頻度を評価した.

13) Matsuda H, Sakamoto K, Matsumura T, et al：A nationwide multicenter study of the Cochlin tomo-protein detection test：clinical characteristics of perilymphatic fistula cases. Acta Otolaryngol, 137：S53-S59, 2017.

Summary 外リンパ瘻を疑う臨床症状をもつ患者における CTP 検出率を調べ, 外リンパ瘻の臨床的特徴を評価した.

14) 深谷　卓, 野村恭也：外リンパ瘻：メニエール病との鑑別診断. 日耳鼻会報, 93：2009-2013, 1990.

15) Goto F, Ogawa K, Kunihiro T, et al：Perilymph fistula─45 case analysis. Auris Nasus Larynx, 28：29-33, 2001.

Summary 試験的鼓室開放術を施行して外リンパ瘻と診断した44例45耳の臨床症状, 検査所見, 治療成績を評価した.

16) 平杉嘉平太, 任　書晃, 中江　進：外リンパ瘻8例の検討. 耳鼻臨床, 96：673-680, 2003.

17) 岸本逸平, 内藤　泰, 藤原敬三ほか：当科における外リンパ瘻手術症例の臨床的検討. Equilibrium Res, 72：107-111, 2013.

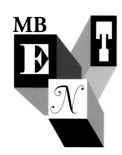

◆特集・どう見分ける？外リンパ瘻

検査
2) CTP 検査

北原智康*

Abstract 外リンパが何らかの原因により内耳から中耳へ漏出すると外リンパ瘻が発症する．以前は外リンパ漏出を客観的に検出する手段はなく，中耳手術中に顕微鏡や内視鏡により外リンパ漏出の有無や瘻孔を確認することで確定診断とされていた．近年になって，外リンパ特異的蛋白である Cochlin tomoprotein(CTP)が発見され，測定可能となったことにより，中耳から CTP が検出されれば外リンパ漏出があると診断できるようになった．診断基準では CTP 陽性であることが「確実例」の陽性項目の一つとなり，2018 年に発刊された急性感音難聴の手引きに記載された．2022 年 7 月 1 日より保険収載されたこの検査は，適切な検査手技，検査結果の解釈により外リンパ瘻を客観的に診断できるツールとなる．

Key words 外リンパ瘻(perilymphatic fistula)，CTP，中耳洗浄液(middle ear lavage：MEL)

はじめに

外リンパ瘻は外リンパ腔と周囲臓器の間に瘻孔を生じ，めまい・難聴などを呈する疾患である．流水様耳鳴，pop 音，圧力負荷によるめまいといった特徴的な症状を呈する場合がある．誘因なく発症することもあるが，何らかの外傷，外因性および内因性の圧外傷後に発症した場合は特に疑われる．誘因の有無，種類により，カテゴリー 1〜4 まで分類される(表 1)．以前は試験的鼓室開放術中に顕微鏡や内視鏡により外リンパ漏出の有無や瘻孔を直接確認することで確定診断とされていた．しかし，この方法は侵襲度が高く，手術操作により生じる周囲からの出血や滲出液などの液体と外リンパ漏出の判別が難しい，という問題点があった．近年になり，外リンパ特異的蛋白である Cochlin tomoprotein(CTP)[1]が測定可能となり，外来・局所麻酔下で低侵襲な診断が可能となった．本邦では CTP 陽性であることが外リンパ瘻「確実例」の陽性項目の一つとなっている[2](表 2)．

表 1. 外リンパ瘻のカテゴリー分類

1	外傷，疾患，手術など
	(1) a．迷路損傷(アブミ骨直達外傷，骨迷路骨折など)
	b．他の外傷(頭部外傷，全身打撲，交通事故など)
	(2) a．疾患(中耳および内耳疾患，真珠腫，腫瘍，奇形など)
	b．医原性(中耳または内耳手術，処置など医療行為)
2	外因性の圧外傷(爆風，ダイビング，飛行機搭乗など)
3	内因性の圧外傷(はなかみ，くしゃみ，重量物運搬，力みなど)
4	明らかな原因，誘因がないもの(idiopathic)

注：原因・誘因不明の症例は spontaneous ではなく idiopathic と訳すべきである．

(文献 2 より転載)

CTP 検査は本邦において 2022 年 7 月 1 日より保険収載された．日本耳科学会より運用指針が作成され公開されている[3](表 3)．

本稿ではこの CTP 検査に対する基本的な説明に加え，具体的な検査方法と Tips & Falls，結果の解釈について述べる．

* Kitahara Tomoyasu，〒 350-0495　埼玉県入間郡毛呂山町毛呂本郷 38　埼玉医科大学病院耳鼻咽喉科，助教

表 2. 外リンパ瘻診断基準

A．症状
下記項目の外リンパ瘻の原因や誘因があり，難聴，耳鳴，耳閉塞感，めまい，平衡障害などが生じたもの．
  (1) 中耳および内耳疾患(外傷，真珠腫，腫瘍，奇形，半規管裂隙症候群など)の既往または合併，中耳または内耳手術など．
  (2) 外因性の圧外傷(爆風，ダイビング，飛行機搭乗など)
  (3) 内因性の圧外傷(はなかみ，くしゃみ，重量物運搬，力みなど)
B．検査所見
  (1) 顕微鏡検査，内視鏡検査
    顕微鏡，内視鏡などにより中耳と内耳の間に瘻孔を確認できたもの．瘻孔は蝸牛窓，前庭窓，骨折部，microfissure，奇形，炎症などによる骨迷路破壊部などに生じる．
  (2) 生化学的検査
    中耳から外リンパ特異的蛋白が検出されたもの．
C．参考
  (1) 外リンパ特異的蛋白 Cochlin-tomoprotein(CTP)の検出法
    シリンジで中耳に 0.3 mL の生理食塩水を入れ，3 回出し入れし，中耳洗浄液を回収する．ポリクローナル抗体による ELISA 法で蛋白を検出する．カットオフ値は以下の通りである．
    0.8 ng/mL 以上が陽性，0.4 以上 0.8 ng/mL 未満が中間値，0.4 ng/mL 未満が陰性
  (2) 明らかな原因，誘因がない例(idiopathic)がある．
  (3) 下記の症候や検査所見が認められる場合がある．
    1．「水の流れるような耳鳴」または「水の流れる感じ」がある．
    2．発作時にパチッなどという膜が破れるような音(pop 音)を伴う．
    3．外耳・中耳の加圧または減圧でめまいを訴える．または眼振を認める．
    4．画像上，迷路気腫，骨迷路の瘻孔など外リンパ瘻を示唆する所見を認める．
    5．難聴，耳鳴，耳閉塞感の経過は急性，進行性，変動性，再発性などである．
    6．聴覚異常を訴えずめまい・平衡障害が主訴の場合がある．
D．鑑別除外診断
  他の原因が明らかな難聴，めまい疾患(ウイルス性難聴，遺伝性難聴，聴神経腫瘍など)
E．外リンパ瘻の診断
  A の臨床症状のみを認める場合は疑い例とする．
  A の臨床症状があり，さらに B の検査所見のうちいずれかを認めれば確実例とする．

(文献 2 より転載)

表 3. 外リンパ瘻の診断における Cochlin-tomoprotein(CTP)検査の運用指針

「外リンパ瘻診断基準」における CTP 検査は，外リンパ瘻確実例と診断するために重要な検査であるが，下記の点に留意し実施されるべき検査である．
  1．難聴やめまいの症状があり，外リンパ瘻が疑われた場合，「外リンパ瘻診断基準」に記載の「カテゴリー分類」においてカテゴリー 1，2，3 又は 4 のどれに該当するかを判断する．そして下記 ①~④ に当てはまるかどうか検討し，検査の適応を慎重に判断して実施する．
① 原因既知の疾患，診断基準が定められている疾患【聴神経腫瘍，自己免疫性・遺伝性・薬剤性・感染性(ウイルス，細菌)内耳疾患，突発性難聴，メニエール病，急性低音障害型感音難聴，良性発作性頭位めまい症，前庭神経炎など】に該当しない．
② 症状が不安定[注1)]である．
③ 特徴的徴候[注2)]が認められる．
④ 経過観察[注3)]をしても，②③ の症状が改善されない．

注 1) 急速に悪化する難聴，変動・進行性難聴，遷延する平衡障害
注 2) 流水耳鳴(「水の流れるような耳鳴」または「水の流れる感じ」)，ポップ音(発症時にパチッなどという膜が破れるような音)，瘻孔症状(外耳，中耳の加圧または減圧でめまいを訴える．または眼振を認める．)
注 3) 急性発症の場合，数日~2 週間程度．慢性の場合，2 週間~2 ヶ月程度

  2．日本耳鼻咽喉科頭頸部外科学会認定耳鼻咽喉科専門医によって実施される．

(文献 3 より転載)

DFNA9・COCH 遺伝子・コクリン発現の研究から想定される CTP の *in situ de novo synthesis*（局所の新規産生）

COCH 遺伝子にコードされるコクリン全長蛋白の N 末端側（LCCL ドメイン）に相当する蛋白が CTP である[4]．CTP はコクリン蛋白のアイソフォームの一つであり，外リンパに高い特異性をもって存在している．CTP は血液，脳脊髄液，唾液には存在せず，外リンパにほぼ特異的に発現することから外リンパ漏出の診断マーカーとなった．*COCH* 遺伝子は 1998 年に常染色体顕性遺伝を呈する非症候群性難聴家系の原因遺伝子として同定された[5]．DFNA9 罹患者は進行性の感音難聴および前庭障害を呈する．前庭障害は両側進行性の前庭機能低下がメインであるが，回転性めまい発作を自覚することもあり，*COCH* 遺伝子変異がメニエール病の原因ではないかという学説が提唱され，その後否定された．本邦では 2003 年に DFNA9 家系が報告され[6]，現在では若年発症型両側性感音難聴の原因遺伝子の一つとして遺伝学検査（保険診療）が可能となっている．

DFNA9 罹患者の内耳病理所見では，蝸牛の骨ラセン板，ラセン板縁，ラセン靱帯や前庭の間葉系組織の好酸性ムコ多糖類の沈着と，コルチ器やラセン神経節の脱落がみられることはよく知られている[7][8]．ここで注意しなければならないのは，異常病理所見は内耳のみならず中耳にもみられる点である．詳細にヒト病理所見を検討したところ，鼓膜，ツチ骨・キヌタ骨関節，キヌタ骨・アブミ骨関節にも沈着物がみられる[9]．コクリン遺伝子改変マウスでの観察でも同様の部位に沈着物を認め，鼓膜緊張部，ツチ骨・キヌタ骨関節，キヌタ骨・アブミ骨関節にもコクリンは発現している[10]．つまり，コクリンはヒト・マウスで内耳のみならず中耳にも発現していることは以前からわかっていた．一方で，コクリンの生理機能は，モチーフ解析から推測されていたとおり自然免疫応答にかかわっていることが韓国の Jung らにより報告された．緑膿菌感染に際して，コクリンの N 末端が切断されて LCCL ドメイン（CTP と同等）が外リンパへ放出される．そして，この LCCL ドメインは，蝸牛鼓室階で免疫細胞の遊走を誘導する[11]．

上記の組織学的検討と，LCCL ドメインの機能をあわせて考察すれば，CTP は鼓膜・中耳腔における何らかの炎症反応で CTP の発現が増加し，免疫応答に関与する可能性が想定される．CTP 検査を実施する際には，鼓膜切開操作や，合併する中耳炎などが検査結果に影響を与える可能性がある．つまり，中耳での "*in situ de novo synthesis*" が CTP 検査の偽陽性因子となる可能性があり，ヒトの CTP 検査の結果の解析とマウスを用いた研究を行っている（論文投稿中）．

CTP 検査

外リンパ瘻における CTP 検査は医師主導多施設共同研究として 2012 年よりポリクローナル抗体 ELISA，2018 年よりモノクローナル抗体 ELISA を用いて実施された．陽性・陰性の基準は用いられたキットと時期により適切な数値が模索されてきた．その後，様々な審査を経て保険収載された．検査の提出体制を整えるためには病院の医務課や地域の SRL にコンタクトする．後述の鼓膜切開や鼓室内への液体の注入・回収と日常診療で実施している手技で構成された検査手法で，外来で実施可能な低侵襲な検査である．そのため，試験的鼓室開放術が躊躇われるような患者に対しても検査を実施することができる．

検査対象

外リンパ瘻が疑われる症例が対象となる．耳科学会発行の運用指針に従って適応を慎重に判断して実施する．カテゴリー1〜3については誘因となるエピソードが重要であり，時に患者自身も忘れていることがあるため詳細な問診が必要である．「何か，きっかけになるようなことはありましたか」という open question の形では想起できない

場合があるため,「頭の怪我はありませんでした
か」「飛行機の搭乗やエレベーター,登山などはし
ませんでしたか」などと具体的に問う必要がある.
外傷歴については,難聴やめまい発症の直前のみ
ならず,過去の頭部外傷歴も聴取する必要があ
る.側頭骨骨折を生じた20年後,鼻をかんだ後に
めまいと難聴が生じ,迷路気腫を認めた症例の報
告もある[12].

誘因のないカテゴリー4については,とりわけ
判断が難しい.一般に突発性難聴として取り扱わ
れている症例が含まれており,突発性難聴として
治療された患者のうち約20%がCTP陽性[13][14]と
の報告もある.とはいえ,急性感音難聴症例全例
にCTP検査を行うべきではないが,経過中に難
聴が進行・変動する,めまいが治りづらいなどの
不安定性のある症例や,pop音など特徴的症状を
有する症例においては外リンパ瘻を想定しCTP
検査を検討するべきだろう.

検査方法

本検査では中耳洗浄液(middle ear lavage:
MEL)という今までなかった検体を用いる.手術
中に採取する際には血液などの混入を最小限にす
るため鼓膜挙上直後に採取を行い,穿孔例では追
加の切開を行う前にあらかじめ穿孔部位から採取
する.

外来・局所麻酔・顕微鏡下での採取を想定して
説明する.

<準備物品>

鼓膜切開に用いる道具(鼓膜切開刀,CO₂レー
ザーなど.穿刺で実施してもよい).

1 mLシリンジ,軟性針(場合によりカテラン
針),サンプルチューブ,(所属施設で所有してい
る場合は)遠心分離機.

① 鼓膜切開を行う.穿孔残存の可能性について事
前に説明をする.鼓膜穿刺で行うときはMEL
の回収に工夫が必要である.
アンケート結果からみると切開部位と姿勢は
施設により様々である.アブミ骨損傷を生じな

いよう後上象限は避ける.仰臥位での検査の場
合,中耳腔後方にMELが集まるので,後下象
限を切開すると回収しやすい.座位,半座位で
は,同様に洗浄液が集まる部位を考慮して切開
部位を工夫する.切開のサイズは検体の回収が
しやすい大きさにするのがよい.
筆者らはCO₂レーザーを用いているが,レー
ザーの径は軟性針の先端が切開部の中に無理
なく入る1.2 mmで実施している.

② 1 mLシリンジに中耳まで十分に届く長さの針
を装着する.MELでは0.3 mLと少量の生理食
塩水を取り扱うので,1 mLシリンジがよい.
2.5 mLや5 mLシリンジではシリンジ自体が
大きく,顕微鏡操作時に視野の妨げとなる.
静脈留置針のような軟性針を用いると外耳道
壁や,中耳腔を傷つけにくく,何より疼痛を生
じにくいので注入・回収がスムーズである.耳
内が狭い場合はカテラン針のような硬性針を
用いることもできる.カテラン針を用いる場合
は外耳道や中耳腔を傷つけて出血や腫脹,疼痛
を生じさせないように注意する.軟性針と比較
すると一度に注入・回収できる量が少なくな
る.操作中に針先がブレないよう耳鏡を持つ指
に針やシリンジの一部を当てて軸にするとよ
い.

③ 鼓膜切開部から0.3 mLの生理食塩水を中耳に
注入したのち,この液体をできるだけ回収し,
さらにその回収した液体を3(2~3)回程度出し
入れする.注入した生理食塩水全量の回収は通
常困難であるが,なるべく0.1 mLは回収する
ようにする.これが不可能ならばさらに0.1
mL注入して回収すると意外と多めに回収でき
る.回収できた分の液体がしっかりと鼓室内と
シリンジを往復していることを確認する.稀に
dead spaceが大きいと中耳を洗浄できておら
ず,死腔を生理食塩水が行き来していることが
ある.このMELは,漏出した外リンパを捕捉
しているはずである.注入する生理食塩水の温
度刺激によりめまいを生じることがあるので

あらかじめ人肌程度に温めておく．めまいが生じても一時的なものであることを事前に患者に説明しておく．
　また，耳管経由での排液が心配される体位では，検査中に唾液嚥下をしないように指示する．
④ 採取した MEL は血球やデブリ除去のためにシリンジを直立させておく．上清を遠心機で遠心分離(2,000 xg で15秒間)[15]したのち，さらに上清を採取しサンプルチューブに入れ凍結保存する．CTP は安定した蛋白なので常温でしばらく放置しても問題はないが，凍結保存することで細菌増殖が抑えられるなど安定的に測定ができる．
　遠心機がない場合はシリンジを2時間立てておくことで自然と血球やデブリなどは沈殿していくため，上清を採取し提出する．
　CTP は安定性の高い蛋白であり術中採取し術後に検体処理をするなど，処理まで数時間を要しても検査結果への影響はほとんどない[16]（図1)[17].

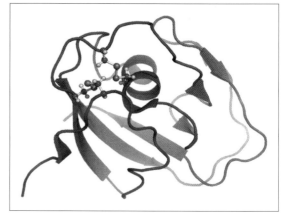

図 1．予想される CTP の立体構造
中心の α ヘリックスを β シートが取り囲む特殊な構造
（文献17より転載）

注意点

- CTP 検査は少量の検体でも実施可能な検査ではあるが，最低 0.1 mL を目安に回収するようにする．多い分には問題ない．
- 中耳腔や中耳蜂巣が大きい症例では 0.3 mL の生理食塩水では MEL が蜂巣内に入り込んで回収できないことがある．このような場合にはさらに 0.1 mL の生理食塩水を追加することで回収が可能となる例があるが，総量 0.4 mL での検査となり通常の 0.3 mL の結果と比較して希釈倍率が異なるため，検査結果は参考値として取り扱う．
- 検体採取時に，血液がなるべく混入しないように注意する．血液に CTP は含まれていないため混入してもよい．溶血により蛋白濃度が上がるため，血液成分を分離した検体を提出する．筆者らは出血をなるべく防ぐためレーザー鼓膜切開を施行している．

粘稠度が高い検体では結果に影響を与える恐れがあるので，急性・滲出性中耳炎などを合併した症例ではその旨をカルテに記載しておく．
参考までに過去に発生した誤った検査方法を記載する．

- 0.3 mL の生理食塩水を3度注入し，合計0.9 mL のサンプルを提出．
- 0.3 mL の生理食塩水を2度注入し，破棄．3度目の 0.3 mL で中耳を洗浄し提出．

つまり，最初に注入した 0.3 mL を使用し，これを出し入れすることに注意する．

判定基準

　CTP 検査は，以前はポリクローナル抗体での検査が実施されていたため，過去の文献を参考にする場合は注意が必要である．CTP の発見直後はポリクローナル抗体 0.5 ng/mL 以上を陽性としたが，その後 0.8 ng/mL に引き上げた．現在保険収載されているモノクローナル抗体 ELISA による基準では 60 ng/mL 以上が陽性，30〜60 ng/mL は中間値，30 ng/mL 未満は陰性と定義されている（表4）．なお，MEL は新規の生体材料であり，また CTP も新規診断マーカーである．このため，どのような偽陽性因子・偽陰性因子が関与するのかすべては解明されておらず，今後の知見の蓄積により，判定基準は変更となる可能性がある．
　検体の粘度が高い場合，中耳での *in situ de*

表 4. 外リンパ特異的蛋白 Cochlin-tomoprotein（CTP）のカットオフ

	下の カットオフ	中間値	上の カットオフ			
ポリクロ (ng/mL)	0.4	≦CTP<	0.8	抗原 標品	合成 peptide Ecoli-rCTP	
モノクロ (ng/mL)	30	≦CTP<	60	抗原 標品	CHO rh-Cochlin CHO rh-Cochlin	
(ng/mL)	陰性	中間値	陽性			

表 5. CTP 検査と診断

CTP 陽性→	外リンパの漏出あり
CTP 陰性→	外リンパ漏出が自然停止 間欠的または微量漏出であった 外リンパ瘻以外の疾患

novo synthesis（前述）など，偽陽性，偽陰性となりうる要因など，検査へ影響を与える条件については今後も継続して研究を進めていく必要がある．

結果の解釈

CTP 陽性であれば外リンパの漏出があると考えられるが，陰性の場合は必ずしも外リンパ瘻の存在を否定するものではないことに注意が必要である．外リンパ瘻を発症したものの，検査時にすでに外リンパ漏出が止まっている可能性や，検出感度以下の微量漏出となっていた可能性がある（表5）．自然閉鎖や間欠的漏出を考慮すると，急性期であればなるべく早く，また慢性期であれば症状の変動があったタイミングでの検査を行うとより臨床症状に即した結果が得られやすいと思われる．どのようにしたら漏出をより確実に捉える確率が上がるのか，明らかなエビデンスはなく，今後のデータの蓄積が待たれる．

中間値となった場合がもっとも判断に困ると思われるが，CTP が陽性とならなくとも他の誘因，検査所見などから外リンパ瘻を強く疑う例であれば，前述したように漏出量が少ない場合も想定されるため，診断的治療として内耳窓閉鎖を行うことは考慮してよいだろう．また，検査から結果が出るまでに 1〜4 週間と時間がかかるため，仮に検査で陽性が出たとしても，臨床症状が消失していれば瘻孔が自然閉鎖した可能性がある．

CTP 検査の今後の展望と期待

多くの医師から迅速診断を望む声が上がっているが，現状，検査結果が出るまで時間がかかる．この点については検査提出数が増加すればより短期間での報告が可能となることが期待されている．

また，今後迅速診断イムノクロマトなどの開発がなされれば，検査当日に短時間で陽性と陰性とを判断し，臨床所見や他の検査結果を踏まえ，手術治療の選択が可能となる．今後の開発・実用化が待たれる．

まとめ

1) 検査対象の選定は運用の手引きに従いつつ詳細な問診で決定する．
2) 検査を安全に行うために体位・物品・手技の確認を行う．
3) 検査結果が陰性の場合にも，必ずしも外リンパ瘻を否定するものではないことに注意する．
4) カットオフ値の検討は今後も続けられていく．

文　献

1) Ikezono T, Shindo S, Sekiguchi S, et al : Cochlin-tomoprotein : a novel perilymph-specific protein and a potential marker for the diagnosis of perilymphatic fistula. Audiol Neurootol, **14** : 338-344, 2009.
2) 日本聴覚医学会（編）：急性感音難聴診療の手引き．金原出版, 2018.
3) 日本耳科学会：外リンパ瘻の診断における Cochlin-tomoprotein（CTP）検査の運用指針．2022 年 7 月 1 日．https://www.otology.gr.jp/common/pdf/CTP20220701.pdf
4) Ikezono T, Shindo S, Li L, et al : Identification of a novel Cochlin isoform in the perilymph : insights to Cochlin function and the pathogenesis of DFNA9. Biochem Biophys Res Commun, **314** : 440-446, 2004.
5) Robertson NG, Lu L, Heller S, et al : Mutations in a novel cochlear gene cause DFNA9, a human nonsyndromic deafness with vestibular dysfunction. Nat Genet, **20** : 299-303, 1998.

6) Usami S, Takahashi K, Yuge I, et al：Mutations in the *COCH* gene are a frequent cause of autosomal dominant progressive cochleo-vestibular dysfunction, but not of Meniere's disease. Eur J Hum Genet, **11**：744-748, 2003.

7) Merchant SN, Linthicum FH, Nadol JB Jr：Histopathology of the inner ear in DFNA9. Adv Otorhinolaryngol, **56**：212-217, 2000.

8) Burgess BJ, O'Malley JT, Kamakura T, et al：Histopathology of the Human Inner Ear in the p.L114P *COCH* Mutation(DFNA9). Audiol Neurootol, **21**：88-97, 2016.

9) McCall AA, Linthicum FH Jr, O'Malley JT, et al：Extralabyrinthine manifestations of DFNA9. J Assoc Res Otolaryngol, **12**：141-149, 2011.

10) Robertson NG, O'Malley JT, Ong CA, et al：Cochlin in normal middle ear and abnormal middle ear deposits in DFNA9 and *Coch* ^G88E/G88E^ mice. J Assoc Res Otolaryngol, **15**：961-974, 2014.

11) Jung J, Yoo JE, Choe YH, et al：Cleaved Cochlin Sequesters Pseudomonas aeruginosa and Activates Innate Immunity in the Inner Ear. Cell Host Microbe, **25**：513-525 e516, 2019.

12) 打田義則，上野哲子，妻鳥敬一郎ほか：陳旧性側頭骨骨折に迷路気腫を伴う外リンパ瘻を生じた1例．耳鼻，**63**(4)：111-117, 2017.

13) Matsuda H, Sakamoto K, Matsumura T, et al：A nationwide multicenter study of the Cochlin tomo-protein detection test：clinical charac-teristics of perilymphatic fistula cases. Acta Otolaryngol, **137**(sup 565)：S53-S59. Epub 2017.
Summary PLF 疑い 497 耳のうち，カテゴリー 1 で 8〜50%，カテゴリー 2〜4 では 20% が CTP 陽性だった．

14) Sasaki A, Ikezono T, Matsuda H, et al：Prevalence of perilymphatic fistula in patients with sudden-onset sensorineural hearing loss as diagnosed by Cochlin-tomoprotein(CTP)biomarker detection：its association with age, hearing severity, and treatment outcomes. Eur Arch Otorhinolaryngol, **281**(5)：2373-2381, 2024. doi：10.1007/s00405-023-08368-0. Epub 2023 Dec 21.
Summary 突発性難聴患者に対して CTP 検査を行ったところ 22% が陽性だった．60 歳以上の症例で優位に CTP 値が高かった．

15) コスミックコーポレーション：CTP 検査の実際．https://www.cosmic-jpn.co.jp/lecture/?id=1698111566-399534&mca=7&ca=1670462259-228119

16) Ikezono T, Shindo S, Sekiguchi S, et al：The performance of Cochlin-tomoprotein detection test in the diagnosis of peri-lymphatic fistula. Audiol Neurootol, **15**：168-174, 2010.
Summary CTP 検体を室温，冷蔵，凍結融解繰り返しの条件で検査したが検出への影響は認められなかった．

17) 池園哲郎：難聴・めまいのバイオマーカー CTP の新展開．Otol Jpn, **22**(5)：911-917, 2012.

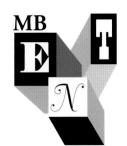

◆特集・どう見分ける？外リンパ瘻
原因・誘因から考える外リンパ瘻
1）外傷：中耳直達外傷と頭部外傷

小林泰輔*

Abstract 外傷性外リンパ瘻は，迷路損傷，頭部外傷や頭部以外の外傷が誘因になり発症した外リンパ瘻である．迷路損傷は側頭骨骨折の他，耳かき外傷を代表とする中耳直達外傷が多い．中耳直達外傷よる外リンパ瘻では，アブミ骨の脱臼を伴うことがあり，難聴の進行やめまいの持続があれば早期に手術を行う．CTで迷路気腫がある場合も発症2週間以内の手術がすすめられる．迷路気腫が蝸牛に及ぶと，聴力予後は不良である．外傷による外リンパ瘻は側頭骨骨折がない頭部外傷でも生じることがあり，保存的治療が無効な場合は，内耳窓閉鎖術を行う．いずれの場合も瘻孔は1か所とは限らないため，術中所見にかかわらず，前庭窓（周囲）と蝸牛窓の閉鎖を行う．術後再発も少なからずあり，潜水などの強い圧力がかかるスポーツは術後避けるべきである．

Key words 頭部外傷（head trauma），側頭骨骨折（temporal bone fracture），外リンパ瘻（perilymphatic fistula），アブミ骨脱臼（stapes luxation），迷路気腫（peumolabyrinth）

はじめに

外リンパ瘻は発症の誘因によりカテゴリ1～4に分類され，外傷による外リンパ瘻はカテゴリー1に含まれる．外傷性外リンパ瘻は，主に迷路損傷，頭部外傷や頭部以外の外傷により引き起こされた外リンパ瘻である[1]．迷路損傷は側頭骨骨折の他，耳かき外傷を代表とする中耳直達外傷が多い．他に平手打ちなどによる圧外傷がカテゴリー2に含まれるが，本稿では中耳直達外傷と頭部外傷後の外リンパ瘻例を提示し，これらの臨床的特徴や治療について述べる．

症例

症例1：71歳，男性
【主　訴】めまい，右難聴
【現病歴】仕事中に竹を切っていて，竹の枝が右耳に入った直後に回転性めまいが生じた．その後，右耳鳴（ワー）と嘔吐があった．2，3日後に右難聴を自覚した．近医耳鼻咽喉科で右鼓膜穿孔を指摘され，直達外傷による外リンパ瘻が疑われた．入院のうえ，安静としてプレドニゾロンを60 mgから漸減投与されたが，受傷5日後も左向き眼振が持続していたため，受傷10日後に当院に紹介された．

【検査所見】耳鏡検査では右鼓膜後上象限に鼓膜穿孔を認め（図1-a），右向きⅡ°の水平性眼振があった．純音聴力検査は右90.0 dB（3平均）の混合難聴，左21.7 dBの感音難聴であった（図2-a）．鼓膜穿孔から中耳洗浄液を採取し，後に判明したCochlin-tomoprotein（CTP）は1.02 ng/mL（ポリクローナル抗体）で陽性であった．側頭骨CTでは，キヌタ・アブミ関節の離断が疑われたほか，前医のCTでは指摘されなかった所見として前庭に気腫（pneumolabyrinth）を認めた（図1-b）．受傷16日後に内視鏡下耳科手術で内耳窓閉鎖術を行った．キヌタ骨，アブミ骨はともに脱臼しており（図3-a），比較的多量の外リンパ漏出を認めた．

---

* Kobayashi Taisuke, 〒790-0925 愛媛県松山市鷹子町525-1 鷹の子病院耳鼻咽喉科中耳手術センター，センター長／〒783-8505 高知県南国市岡豊町小蓮 高知大学耳鼻咽喉科頭頸部外科，客員教授

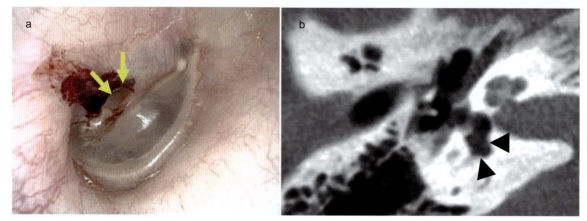

図 1. 症例1の初診時鼓膜所見と軸位 CT 像
a：右鼓膜後上象限に鼓膜穿孔を認める(矢印).
b：前庭に気腫を認める(矢尻).

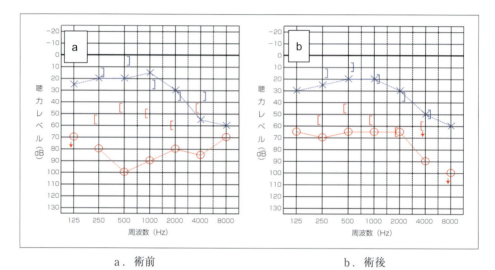

a．術前　　　　　　　　　　　　　　b．術後

図 2. 症例1の聴力図

アブミ骨とキヌタ骨を摘出した．アブミ骨の整復は困難で，筋膜で前庭窓を閉鎖したのち，キヌタ骨をコルメラとして耳小骨連鎖再建を行った(図3-b)．蝸牛窓も筋膜で閉鎖し，鼓膜穿孔を underlay で閉鎖した．1か月後再診時には，めまいと眼振は消失し，聴力は右 65.0 dB(3 平均)まで回復した(図 2-b)．

症例 2：64 歳，男性

【主　訴】　右難聴，ふらつき

【現病歴】　約 3 か月前に仕事中に 3.5 m 下の谷に転落した．近医総合病院へ救急搬送され，頭蓋骨骨折，腰椎骨折，肋骨骨折，左橈骨骨折の診断で入院加療を受けていた．受傷 11 日後，右耳鳴と難聴を訴え，同院耳鼻咽喉科に紹介された．明らかな聴力の左右差はなく，経過観察となった．退院後の受傷 34 日後にふらつきがあり，再診した．右低音域に 55 dB の感音難聴があり，入院のうえ，プレドニゾロンの点滴投与(1 日量 60 mg から漸減)を受け，聴力とふらつきは改善した．しかし，その後も聴力変動とふらつきの再増悪があり，受傷 3 か月後に当院に紹介された．

【検査所見】　両鼓膜に視診上異常なく，純音聴力検査では右 43.3 dB(3 平均)の感音難聴があり(図 4-a)，自発眼振はないものの，左下頭位で向地性眼振を認めた．頭部 CT では頭蓋底右側に骨折線を認めた(図 4-b)が，中耳，内耳には異常を認めなかった．中耳洗浄液中の CTP は陰性であった．

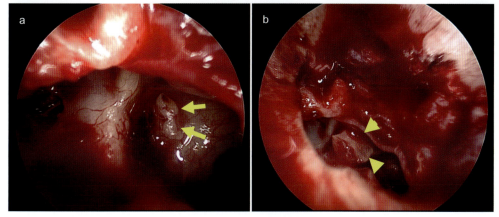

図 3. 症例 1 の術中所見
a：前庭に嵌入したアブミ骨（矢印）．脱臼したキヌタ骨は除去してある．
b：キヌタ骨をコルメラとして（矢尻）耳小骨連鎖を再建した．

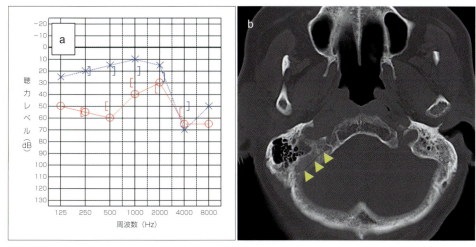

図 4. 症例 2 の初診時検査所見
a：聴力図．中低音域に左右差のある感音難聴を認める．
b：頭部 CT．頭蓋底に骨折線を認める（矢尻）．

【経　過】　外リンパ瘻が強く疑われたため，内視鏡下耳科手術で内耳窓閉鎖術を行った．術中，明らかな外リンパ漏出は認められなかったが，結合織で型通り両内耳窓の閉鎖を行った．術後 1 か月で聴力は左右差がなくなり，ふらつきや眼振も消失した．約 2 年間再発なく，経過観察を終了した．

中耳直達外傷による外リンパ瘻

1．臨床的特徴

症例 1 は木の枝による中耳直達外傷であるが，本邦では耳かきによる直達外傷が数多く報告されている．畳に座って耳かきを使う日本独自の風習が影響していると思われる[2]．直達外傷ではアブミ骨の脱臼を伴うことが多く，難聴やめまいを訴えるため，診断は比較的容易である．しかし，難聴やめまいは即発性でない場合もある．視診上は鼓膜後上象限に出血を伴う穿孔を認めることが多い．難聴は混合難聴を呈し，その程度は症例により様々である．眼振も刺激性，麻痺性いずれも観察されうる．患側下の頭位眼振が認められることが多いが，例外も少なからずある．瘻孔症状の陽性率は外リンパ瘻全体では高くないが，瘻孔症状があれば外リンパ瘻の存在を強く疑うことができる．側頭骨 CT は必須の検査で，耳小骨連鎖の離断や迷路気腫の有無を確認する．中耳洗浄液の外

リンパ特異的蛋白CTPの測定は2022年に保険適用となり，外リンパ瘻の診断に大きな進歩をもたらした．外傷性外リンパ瘻（カテゴリー1）はカテゴリー2～4に比べて，CTP陽性率が高いが[3]，陰性の場合も外リンパ瘻は否定できない．

2．手術のタイミング

保存的治療によりめまいが軽快する場合もあるが，前庭窓瘻孔（アブミ骨損傷）の聴力の予後は蝸牛窓瘻孔よりも悪いといわれる[4]．外リンパ瘻疑い例では1週間の保存的治療をすすめられている．しかし，感音難聴が進行すると不可逆性になることもあるため，中耳直達外傷例では，2，3日の経過で，難聴の進行がある場合やめまいや眼振が持続する場合は早期に手術を行うべきである．

CTで迷路気腫が認められた場合の手術適応については，コンセンサスがない．Bajinら[5]はアブミ骨手術後のCT所見で，迷路気腫は画像上の所見で，難聴やめまいとの相関はないと述べている．迷路気腫例のレビュー[6]では，多くの症例で手術が行われていたが，保存的治療が有効である場合もあり，難聴の急速進行やめまいが持続する場合に手術を行うとしている．しかし，これらの報告には外傷性外リンパ瘻以外の迷路気腫例が多く含まれている．一方，本邦からの報告では聴力予後の観点から，受傷後2週間以内の手術をすすめている[7]～[9]．Hidakaら[8]は迷路気腫の部位と聴力予後の関係を検討し，蝸牛に迷路気腫が及ぶと，聴力予後は不良と報告している．耳小骨離断があれば，いずれ手術が必要になることが多く，当施設では，外リンパ瘻が疑われ迷路気腫が認められた場合は，原則として早期の手術をすすめている．

3．アブミ骨の処置

手術に踏み切った場合，アブミ骨の脱臼や前庭への陥入があり，対応には悩むことがある．アブミ骨の前庭陥入例の聴力予後は不良である[8]．軽度の脱臼は整復し，高度の前庭陥入がある場合，アブミ骨はそのままとして，耳小骨連鎖を再建することがすすめられている[10]．しかし，前庭に嵌入したアブミ骨を温存し耳小骨連鎖再建を行った症例で，術後，瘻孔症状に悩まされた症例を経験している．実用的な骨導聴力がない場合は，アブミ骨を引き抜き前庭窓をしっかりと閉鎖する方法も考える．一方，高度感音難聴が回復する症例も少数ながらあるため，受傷後の聴力経過と時間経過も考えて手術方法を選択する必要がある．なお，アブミ骨の損傷が明らかな場合（前庭窓瘻孔）でも，蝸牛窓の瘻孔が否定されるわけではないので，必ず蝸牛窓も筋膜または結合織で閉鎖するべきである．

4．術後再発

術後再発例も少なからずあり，術後の生活指導と経過観察が重要である．エビデンスは弱いが，術後，潜水など高度に圧力がかかると思われるスポーツは避けるべきとの意見が強い[11]．自験例では術後6年を経て野球をしていて再発した例もあり，経過観察終了時には，再発が疑われる際の受診について説明しておく必要がある．

頭部などの外傷に起因する外リンパ瘻

1．臨床的特徴

頭部外傷で側頭骨骨折をきたしている場合，CTで内耳に骨折線が及べばめまい，難聴をきたし，難聴の予後は不良である．しかし，側頭骨に骨折線が及ばない場合や軽微な頭部打撲例でも外リンパ瘻を起こす場合がある[12]．診断上，問診が重要である．外リンパ瘻一般にいえることであるが，症例2のように遅発性に難聴やめまいを起こすことがあり[12]，注意が必要である．外傷後のめまいでは，良性発作性頭位めまい症，内耳振盪症，脳脊髄液減少症が鑑別疾患になる[1]．良性発作性頭位めまい症は診断基準も確立しており，原則難聴を伴うことはない．内耳振盪症は難聴を生じることもあり，基本的に外リンパ瘻などの除外診断が必要になる[1]．脳脊髄液減少症（脳脊髄液漏出症）は議論の多い疾患であったが，近年，画像診断基準も作成され，認知されるようになった．純音聴力検査は異常がない例が多く，眼振も認められ

ないことが多い[13].

2. 治療方針

治療はカテゴリー2～4の外リンパ瘻(疑い例)と同様な方針となり,保存的治療で効果が乏しい場合は手術(内耳窓閉鎖術)を行う.外傷歴が明らかな場合は内耳窓閉鎖術をより積極的に行うことができるため,CTP陽性の場合は手術を行う根拠となる.一方,慢性めまい症で外傷歴が明確でない症例で外リンパ瘻が疑われる場合は,十分なインフォームドコンセントのもとに手術に臨むことになる.手術は近年,内視鏡下耳科手術でより低侵襲に行うことができる[14].結合織を耳後部の小切開から採取し,術中所見の有無にかかわらず蝸牛窓および前庭窓周囲と fissura ante fenestram 付近を閉鎖する.この場合でも,術後再発があり,十分な経過観察が望ましい[15].

おわりに

外傷性外リンパ瘻は稀ではなく,中耳直達外傷以外でも頭部外傷後にめまい,難聴を訴えた場合,外リンパ瘻は鑑別疾患の一つになる.早期の診断で聴力が回復することもあるが,一方で確定診断までの期間が長引くと,難聴が不可逆的になり,慢性的なめまいに悩まされる症例もある.めまい疾患に共通することであるが,十分な問診が重要である.アブミ骨損傷がある場合の手術タイミングとアブミ骨の処置に関しては議論が多く,術者の経験に基づいて決まることが多い.

参考文献

1) 池園哲郎, 松田 帆:外傷によるめまいを訴える患者の診かた. MB ENT, **267**:61-67, 2022.
2) Kobayashi T, Gyo K:Earpick injury of the stapes. Am J Otolaryngol, **25**(5):340-343, 2000.
3) 小林泰輔, 池園哲郎, 松田 帆ほか:外リンパ瘻が疑われた症例の経過とCTP値. Otol Jpn, **27**(3):185-192, 2017.
4) Kobayashi T, Sakurada T, Ohyama K, et al:Inner ear injury caused by air intrusion to the scala vestibuli of the cochlea. Acta Otolaryngol, **113**(6):725-730, 1993.
5) Bajin DB, Mocan OM, Sara S, et al:Early Computed Tomography Findings of the Inner Ear After Stapes Surgery and Its Clinical Correlations. Otol Neurotol, **34**(6):639-643, 2013.
Summary アブミ骨手術後のCT所見と臨床症状を比較し,迷路気腫は,放射線学的な外リンパ瘻の徴候であり,感音難聴やめまいには影響しない.
6) Bottil C, Castellucci A, Crocetta FM:Pneumolabyrinth:a systematic review. Eur Arch Otorhinolaryngol, **278**:4619-4632, 2021.
Summary 外傷を含む迷路気腫症例のレビューで,64%で手術が行われていたが,保存的治療でも聴力回復例があった.前庭症状は大半の症例で消失したが,59%で聴力改善はなかった.
7) Tsubota M, Shojaku H, Watanabe Y:Prognosis of inner ear function in pneumolabyrinth:case report and literature review. Am J Otolaryngol, **30**:423-426, 2009.
Summary 外傷による迷路気腫例で保存的治療中に難聴が進行し,手術を行ったが,難聴は回復しなかった.過去の24例をレビューし,2週間以内の手術を推奨している.
8) Hidaka H, Miyazaki M, Kawase T, et al:Traumatic Pneumolabyrinth:Air Location and Hearing Outcome. Otol Neurotol, **33**:123-131, 2012.
Summary 迷路気腫を生じた51例のレビューで,2週間以内の手術では54%で聴力が回復したが,それ以降では25%であった.気腫が蝸牛に及ぶと聴力予後は不良である.
9) Oda K, Yamamoto H, Kobayashi T, et al:Hearing Recovery After Ejection of Air in a Case of Traumatic Pneumolabyrinth:Mechanism and Management Options. Otol Neurotol, **41**:359-363, 2020.
Summary 外傷性の迷路気腫例で手術を行い,聴力が回復した例を報告.外傷による迷路気腫例では,気泡が前庭部にのみ存在し,蝸牛に進展していない場合は,早期に手術で気泡排出を行うべきである.
10) Sarac S, Cengel S, Sennaroglu L:Pneumolabyrinth following traumatic luxation of the stapes into the vestibule. Int J Pediatr Otorhino-

laryngol, **70**：159-161, 2006.

11）田中康広：鼓室形成術後，アブミ骨手術後で穿孔がなければ潜水をしても大丈夫でしょうか？ JOHNS, **36**(9)：1072-1073, 2020.

12）Mandava S, Gutierrez C, Mukherjee S, et al：Traumatic pneumolabyrinth without temporal bone fracture causing sudden hearing loss. Am J Otolaryngol, **44**(5)：103945, 2023.

13）相馬啓子，國弘幸伸：外リンパ瘻と脳脊髄液減少症．MB ENT, **213**：60-65, 2017.

14）小林泰輔，暁　清文：外リンパ瘻の診断と治療―内視鏡による診断と治療―. MB ENT, **94**：17-21, 2008.

15）Gyo K, Kobayashi T, Yumoto E, et al：Postoperative recurrence of perilymphatic fistulas. Acta Otolayngol Suppl, **514**：59-62, 1994.

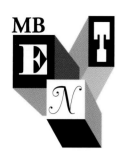

◆特集・どう見分ける？外リンパ瘻
原因・誘因から考える外リンパ瘻
2）圧外傷後の難聴・めまい

犬塚義亮[*1]　水足邦雄[*2]

Abstract　外因性の圧外傷に起因する外リンパ瘻はカテゴリー2に分類され，爆風（爆傷）もその一因とされる．爆傷のうち圧力伝播による直接の臓器障害である一次爆傷によって耳関連障害が生じ，爆傷受傷後の急性期，慢性期いずれにおいても症状を訴える割合が高い．爆傷による難聴やめまいといった症状は，鼓膜穿孔や耳小骨脱臼，蝸牛障害（有毛細胞死，シナプス障害，神経細胞死，聴毛障害など），末梢前庭障害（不動毛障害），さらには中枢性変化といった病態が複合的に関与するが，外リンパ瘻は内耳における組織障害を増悪させうる．爆傷性外リンパ瘻の病態解明のために実施した基礎研究では，衝撃波曝露後の中耳洗浄液からマウス CTP が検出されることを確認し，組織学的評価ではアブミ骨輪状靱帯の断裂による卵円窓の破綻所見を認めた．世界的に爆傷受傷リスクが高まっている昨今の情勢を鑑み，爆傷性外リンパ瘻に関する知見の蓄積，有効な治療介入についての検討が進められることが望まれる．

Key words　圧外傷（barotrauma），爆傷（blast injury），衝撃波（shock wave），爆傷性外リンパ瘻（blast-induced perilymphatic fistula），CTP（Cochlin-tomoprotein）

はじめに

外リンパ瘻は，その発症の原因・誘因により 1～4 のカテゴリーに分類される．本邦で作成されたカテゴリー分類は，国外でも引用され臨床の場における簡便で有用な分類と評価されている[1]．外因性の圧外傷により生起した外リンパ瘻はカテゴリー2に分類され，ダイビングや飛行機搭乗とともに爆風（爆傷）もその誘因であると明記されている．

爆傷は爆発により生じる外傷のことであり，日本においては化学工業などにおける爆発事故に起因する例が散見されるが，世界的には軍人においては戦闘行為に際した受傷例，民間においては爆破テロによる受傷例が多く報告されている．近年では世界的な安全保障情勢の不安定化，また作成・所有が容易な簡易型爆弾によるテロの増加により，軍人・民間のいずれにおいても爆傷の受傷リスクは高まっている[2)3)]．要人を対象とした簡易爆弾による襲撃事件が発生したように，本邦においてもテロとそれに伴う爆傷受傷リスクは決して無視できるものではない．

本稿では，圧外傷，特に爆傷により発症する耳関連障害および外リンパ瘻の臨床的特徴について，また現在までに検証されている爆傷性外リンパ瘻の病態について基礎研究における所見を提示して概説する．

爆傷とは

物理・機械的な圧力上昇や核分裂反応などにより生じるエネルギーによる場合を除くと，爆発は化学物質が発熱反応によって大量のガスに変化し，瞬間的な高圧が形成されることによって生じることが多い．爆発により生じる外傷は総じて爆傷と呼ばれ，主なサブタイプとして一次爆傷（圧力伝播による直接の臓器障害），二次爆傷（爆発に

[*1] Inuzuka Yoshiaki，〒359-8513　埼玉県所沢市並木 3-2　防衛医科大学校耳鼻咽喉科学講座
[*2] Mizutari Kunio，東京女子医科大学附属足立医療センター耳鼻咽喉科，准教授

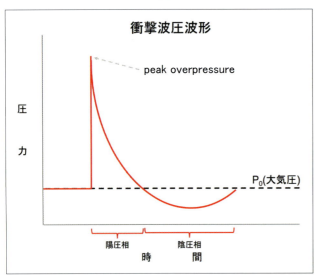

図 1. 衝撃波圧波形曲線（Friedlander 曲線）
一次爆傷における衝撃波圧は、急峻で高圧のピーク（peak overpressure）をもつ陽圧相とそれに引き続く陰圧相から形成される.
（文献 5 より転載・改変）

よって飛散した破片による外傷）、三次爆傷（受傷者が爆風によって吹き飛ばされることによる外傷）、四次爆傷（熱傷や毒性物質への曝露などによる障害）といった類型が提唱され、それぞれの特徴に応じた病態把握や適切な治療介入が必要とされる[4]. このうち一次爆傷は、図1に示すような圧力波形を呈する衝撃波（shock wave）および、それに引き続く衝撃波よりも低圧の爆風（blast wind）が人体に直接影響する、すなわち圧外傷をきたすことにより生じる. 障害物がない open-air の環境下で測定される衝撃波の圧波形は Friedlander 曲線と呼ばれ、急峻で高圧のピーク（peak overpressure）をもつ陽圧相、それに引き続く陰圧相の二相性を呈するという特徴をもつ. 衝撃波を発生させ爆傷をきたす peak overpressure の閾値は 194 dB SPL 以上と報告されている[5]. この衝撃波による外圧変動が、破砕（spallation）、爆縮（implosion）、慣性（inertia）による剪断といった機械的作用を及ぼすため、一次爆傷においては空気に面する臓器、すなわち肺、消化管、そして耳（特に聴覚系）が障害を受けやすい[2]. なお、爆発が室内などの閉鎖空間において発生した場合には、反射波などの影響により複数のピークを有する圧波

形が生じることにより、一般に障害の程度が重くなる.

爆傷における耳関連障害

1. 症状

頭頸部や顔面は爆傷における受傷頻度が高く、その中でも特に一次爆傷による耳関連障害が多く報告されている. 爆傷受傷者においては爆傷肺（blast lung）や広範囲熱傷、重症外傷といった全身管理が必要な症例も発生するが、一方で軽症者も多く、そのような患者で耳関連障害を訴える頻度が高い[4]. 爆発の規模、爆発物と受傷者の距離、発生場所が屋外か屋内か、といった要素により爆傷患者の様相は異なるが、民間で発生した爆傷受傷者に関する18の研究を分析したシステマティック・レビューでは、聴力低下83.0%、耳鳴38.7%、聴覚過敏30.2%、回転性めまい（vertigo）2.5%、浮動性めまい（dizziness）2.1%が急性期（受傷から1か月以内）に認められた. 慢性期（受傷1か月〜半年以内）の症状として、聴力低下35.4%、耳鳴15.6%、聴覚過敏9.3%、浮動性めまい（dizziness）3.6%が認められ、慢性期に無症状であった割合は57.5%に留まっていた[6]. 軍での爆傷受傷者においても耳関連障害の頻度は高く、米軍におけるイラク/アフガン戦争に従事した爆傷受傷者では耳鳴49.2%、聴力低下25.6%、浮動性めまい（dizziness）14.7%の症状を認めたと報告されている[7]. これらの症状は、鼓膜穿孔や内耳障害（有毛細胞死、シナプス障害、神経細胞死、聴毛障害など）、耳小骨脱臼、外リンパ瘻など、さらには中枢の変化といった病態が複合的に関与した結果として生起する.

2. 鼓膜穿孔

鼓膜穿孔は爆傷受傷により発生する身体障害としてもっとも頻度が高い. 爆傷受傷者全体における割合をみると、軍人においては3.8〜16%[8〜10]であるのに対して民間での爆破テロによる受傷者では48〜51.1%[11,12]、入院患者を対象にすると90%にのぼる[11]. 軍における受傷者で民間に比し

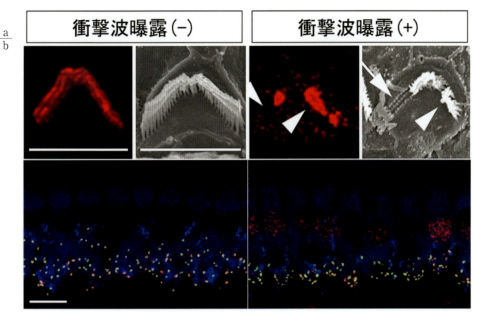

図 2. 衝撃波曝露後の蝸牛有毛細胞の免疫染色および電子顕微鏡像
a：外有毛細胞における聴毛の欠損や偏倚，癒合などの所見を認める(矢尻).
　スケール：5 μm(文献 19 より転載)
b：内有毛細胞-蝸牛神経間シナプス(赤：前シナプスリボン(CtBP2)，緑：後シ
　ナプス神経終末(GluA2))の減少を認める．スケール：10 μm

て鼓膜穿孔の割合が少ないのは，保護具の装用や車両搭乗中の受傷といった防護的な要素が関連していると推測される．なお，献体を用いた研究ではヒトで鼓膜穿孔を生じる圧力閾値は 184 dB SPL(5 psi)と報告されており[13)14)]，衝撃波における peak overpressure が 194 dB SPL 以上に至ることを考慮すると，爆心との位置関係や距離といった要素が影響するものの爆傷受傷者において鼓膜穿孔が多く発生することは妥当である．

また，爆傷性鼓膜穿孔の経過は他の原因による外傷性鼓膜穿孔とは異なる特徴をもつ．保存的加療での自然閉鎖率は，一般的な耳への直達外傷(平手打ちや打撲)による鼓膜穿孔においては 9 割程度であるのに対し[15)]，爆傷による場合は 5～7 割程度に低下する[6)9)11)]．このように自然治癒率が低くなる原因として，爆発に伴って破片やケラチンデブリが耳内に残存し鼓膜再生を阻害するという機序が考えられている[16)]．また，鼓膜の自然閉鎖後に真珠腫が形成される症例も報告されており，これは爆発に伴う陽圧波によって微細な上皮片が中耳に迷入することが誘因と考えられている[17)]．

3．蝸牛・聴覚障害

爆傷において聴覚系の障害リスクは高く，蝸牛から神経伝達路に至るまで blast overpressure による影響を受けるため，受傷後に感音難聴が残存することが多い．爆傷受傷後に純音聴力検査で感音難聴を認めた割合として，システマティック・レビューにおいて急性期(受傷1か月以内)に23.7%(232 耳中 55 耳)，慢性期(受傷1か月後～半年まで)に29.7%(74 耳中 22 耳)と報告されている[6)]．爆傷による蝸牛の主な障害部位としては，外有毛細胞，聴毛，内有毛細胞-蝸牛神経間シナプス，ラセン神経節細胞が報告されている．

加齢や騒音，聴毒性薬物による障害パターンと同様に，爆傷においても外有毛細胞は内有毛細胞よりも障害・脱落をきたしやすく，特に基底部の高周波数領域で有毛細胞死を認める傾向にあり，動物実験において DPOAE(歪成分耳音響放射)や ABR(聴性脳幹反応)での聴覚閾値上昇とともに外有毛細胞の脱落が観察される[18)～20)]．また，走査型電子顕微鏡や免疫蛍光染色による動物爆傷モデルの蝸牛組織評価(図 2)により，外有毛細胞の聴

毛束の破綻をきたすことが明らかとなり，聴覚閾値上昇に関与している可能性が示唆された[18)19)21)22)]．また，動物実験において騒音曝露により内有毛細胞-蝸牛神経間シナプスの減少を認め，長期的な経過でラセン神経節細胞自体も減少することが報告された[23)]．このようなシナプス，ラセン神経細胞の障害は，ごく短時間の圧外傷である爆傷実験モデルでも同様に観察されることが明らかになり[22)]，さらには外有毛細胞脱落を認めない程度の弱い圧力に曝露した場合でもシナプス減少を認めることも報告されている[19)]ことから，内有毛細胞-蝸牛神経間シナプスが音響曝露においてもっとも脆弱な部位であると考えられている．

4．前庭障害

米軍における報告では，爆傷受傷者の15〜40%程度にめまいが生じるとされ[7)24)]，その病態の主座は末梢前庭障害よりも中枢障害，特に外傷性脳損傷(traumatic brain injury：TBI)に付随するものと認識されてきた．しかし，回転性めまいや視線維持・動作時の不安定性といった末梢前庭系障害に起因すると思われる症状を訴えることも多かったことから，爆傷患者における末梢前庭機能の評価・検討が進められた[25)]．TBIのうち画像診断で脳の器質的障害が明らかでなく，軽度かつ短時間の意識障害に留まるようなmild TBI患者のうち，爆傷による受傷患者を対象とした研究により，爆傷患者における末梢前庭障害(VORゲイン低下，カロリックテストでの半規管麻痺やcVEMPでの反応低下など)の所見が報告された[26)〜28)]．爆傷による前庭機能障害に対する介入としては，前庭リハビリテーション(前庭理学療法)が有用であり，注視安定性や歩行安定性の改善に寄与すると報告されている[25)]．

爆傷性末梢前庭器障害の病態解明に関するマウスやラットを用いた動物実験では，半規管膨大部や卵形嚢，球形嚢の不動毛束の脱落といった組織学的所見とともに，VORゲインの低下や立ち直り反射の遅延といった前庭機能障害を示唆する所見が報告されている[29)30)]．

爆傷性外リンパ瘻

これまで述べたように，爆傷による耳関連障害では複合的な病態を背景として様々な症状を呈する．爆傷性外リンパ瘻は，その一つの病態として蝸牛・前庭障害に関与すると考えられる．これまで報告された臨床像と，筆者らが実施した基礎実験における爆傷性外リンパ瘻モデルおよび，その病態について本項目で述べる．

1．臨床像

前述のように，爆傷による耳関連障害に関する文献は多いものの，その中で外リンパ瘻について言及されたものは極めて少ない．その理由として，北米における外リンパ瘻に対する否定的な見解から鑑別に挙げられなかった可能性や，従来は診断に試験的鼓室開放術を要し専門性の高い介入を要することから，爆傷受傷者に対して優先的に実施されなかった可能性が考えられる．Tyagiらは，26人の爆傷後耳関連障害を呈した患者のうち，めまいが持続した症例について，1例で試験的鼓室開放術を実施したところ，アブミ骨底板の骨折部から外リンパ漏出を確認したため脂肪組織で被覆した結果，術後にめまいの改善を認め聴力閾値も60 dBから40 dBまで改善したと報告している[31)]．Ballivetらは，41人の軍人爆傷受傷者のうち1例でアブミ骨底板骨折を認めたと報告した[32)]．爆傷を含む戦地外傷受傷後に外リンパ瘻と診断された症例に関するケースシリーズの報告では，52人の受傷者のうち18人(34.6%)で外リンパ瘻を認めた[33)]．これらの患者では全例でめまい症状を認め，61%で瘻孔検査陽性であり，50%で聴力閾値変動を認めた．直達外傷や頭部外傷の有無について明記されておらず，厳密に本邦のカテゴリー分類2に該当するような圧外傷のみによる外リンパ瘻を対象とした研究ではないものの，爆傷を含む戦地外傷に伴った外リンパ瘻について検討された貴重な報告である．

このように，軍における戦闘行為や民間におけるテロ事件に伴う爆傷受傷者に関して世界で多く

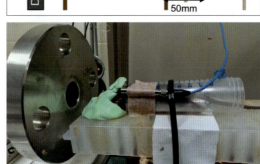
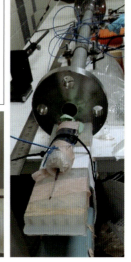

図 3.
爆傷モデル作成のためのセットアップ
　a：衝撃波管とマウスの配置図．高圧部と低圧部がポリエステル隔膜で境界されており，穿破することで衝撃波が発生する．
　b：衝撃波管開口部の近影．開口部とマウス耳の距離は 5 cm に設定している．
　c：衝撃波管外観

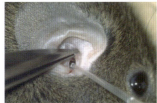
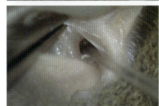
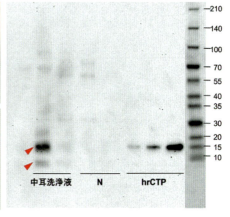

図 4.
中耳洗浄液回収とウェスタンブロット法による CTP 検出
　a：顕微鏡下に，経鼓膜穿孔的にマイクロピペットを用いて中耳洗浄液を回収する．
　b：衝撃波曝露後に回収した中耳洗浄液において，マウス CTP に相当する分子質量(15 kDa および 8 kDa)のバンドが確認できる(矢尻)．
N：陰性コントロール(マウス血清および血液)，hrCTP：human recombinant CTP(分子質量 16 kDa)

の報告がなされてきたものの，爆傷性外リンパ瘻の頻度や病態はほとんど明らかになっておらず，爆傷受傷後に聴力閾値上昇やめまい症状を呈した患者の中に外リンパ瘻が潜在した可能性がある．急性感音難聴や一般的な外傷のみならず，爆傷受傷者においても外リンパ瘻を鑑別に挙げる必要がある．

2．基礎研究による病態解明

前項で述べたように爆傷性外リンパ瘻の病態が明らかになっていないことから，これまで筆者らは動物実験による病態解明に取り組んできた．

まず，衝撃波曝露により外リンパ瘻が発生することを確認するため，衝撃波管(高圧部と低圧部がポリエステル隔膜で境界された衝撃波発生装置，図3)を用いた爆傷モデルマウス(CBA/J)の中耳洗浄液から，コクリントモプロテイン(CTP)に相当する蛋白が検出されるかを検証した．CTPは Ikezono らによって同定された外リンパ特異的に存在するコクリン蛋白のアイソフォームであり[34]，ヒトでは分子質量 16 kDa のみが確認されているがマウスでは糖鎖修飾の有無により複数の分子質量(8〜18 kDa)の CTP が混在している．筆者らは，ウェスタンブロット法により衝撃波曝露後に回収した中耳洗浄液中に，マウス CTP に相当する分子質量の蛋白が検出される場合があることを確認し，爆傷性外リンパ瘻の動物モデルを確立した(図4)．

次に，外リンパ漏出部位の検索のため組織学的評価を行った．衝撃波曝露翌日に耳骨胞を取り出してプラスチック切片を作成し，卵円窓/アブミ骨輪状靱帯および正円窓を観察したところ輪状靱帯弾性線維の断裂所見を認め，いくつかのサンプ

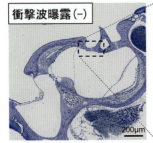
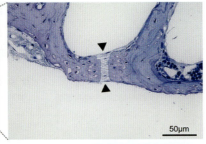
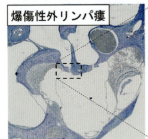
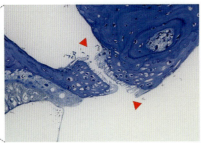

図 5.
爆傷受傷後の内耳窓組織像
衝撃波に曝露していないマウスのアブミ骨輪状靱帯では，弾性線維の走行が明瞭に確認できる（黒矢尻）．これに対して，衝撃波曝露後のマウスでは弾性線維の断裂所見を呈し，完全断裂に至ったサンプルも認めた．

ルでは靱帯の完全断裂を認めた（図5）．一方，正円窓膜の破綻を示唆する所見は確認できなかった．また，靱帯断裂所見はツチ-キヌタ関節におけるテコ運動の回転軸から遠位側（蝸牛側）で顕著であったことから，伝音系を介した圧伝播により生起した傷害である可能性が示唆された．

さらに，CTP検出の有無により外リンパ瘻陽性群と陰性群に分け，衝撃波曝露後の聴覚機能および蝸牛組織障害の程度を比較した．衝撃波曝露後1か月および2か月経過時点において，外リンパ瘻陽性群でコントロール（非衝撃波曝露群）と比較して有意な ABR, DPOAE 閾値の上昇を認めた．外リンパ瘻陰性群においても高周波数帯で同様の閾値上昇を認めたが，陽性群でのみ低周波数帯の有意な閾値上昇も確認した．蝸牛組織の免疫染色による評価では，有毛細胞の障害程度は2群間で同程度であったものの，外リンパ瘻陽性群では内有毛細胞-蝸牛神経間シナプスの脱落および外有毛細胞の聴毛束障害が高度であった．これらの結果から，爆傷性外リンパ瘻では爆傷による内耳障害，特にシナプス脱落や聴毛障害が増強され，聴力予後の悪化に関連する可能性が示唆された．

3．診断・治療

爆傷性外リンパ瘻に関するこれまでの報告では，試験的鼓室開放術あるいはCT所見によって外リンパ瘻を診断したと記述されており，CTPを診断に活用した報告は認めない．しかし，CTPによる外リンパ瘻診断における有用性は確立されており，爆傷性外リンパ瘻の診断に際しても重要な検査法と考えられる．治療についても，特発性や内因性，外因性の圧外傷による外リンパ瘻は早期の手術加療によって聴力予後の改善が見込まれる[35)36)]ことから，爆傷を契機として発症した場合においても早期の介入が望ましいと思われる．爆傷受傷後の全身的な評価や治療介入後，あるいは全身管理上は軽症とスクリーニングされた場合であっても，難聴やめまいを訴える場合には外リンパ瘻を鑑別に挙げたうえで適切な検査や治療介入を行う必要がある．

おわりに

圧外傷による外リンパ瘻のうち，爆風（爆傷）によるものは報告が少なく，これまで見逃されてきた可能性があり，その頻度や病態，予防あるいは治療に関する知見は非常に限られている．世界的に爆傷受傷リスクが高まっている昨今の情勢を鑑み，動物実験を含めたさらなる知見の蓄積，有効な治療介入についての検討を行う必要があると筆者らは考えている．

参考文献

1) Sarna B, Abouzari M, Merna C, et al：Perilymphatic Fistula：A Review of Classification, Etiology, Diagnosis, and Treatment. Front

Neurol, **11**：1046, 2020.

2) Wolf SJ, Bebarta VS, Bonnett CJ, et al：Blast injuries. Lancet, **374**：405-415, 2009.

3) DePalma RG, Burris DG, Champion HR, et al：Blast injuries. N Engl J Med, **352**：1335-1342, 2005.

4) Giannou C, Baldan M, Molde Å, et al：War surgery：working with limited resources in armed conflict and other situations of violence, volome 2, second edition, ICRC, 2021.

5) Paik CB, Pei M, Oghalai JS：Review of blast noise and the auditory system. Hear Res, **425**：108459, 2022.
   Summary　爆傷性聴覚障害について，主に近年の蝸牛や聴覚中枢における基礎研究結果がまとめられた総説．衝撃波と衝突音，騒音の違いや動物種ごとの特徴などについても言及されている．

6) Debenham L, Khan N, Nouhan B, et al：A systematic review of otologic injuries sustained in civilian terrorist explosions. Eur Arch Otorhinolaryngol, **281**：2223-2233, 2024.
   Summary　民間における爆破テロなどの爆傷関連研究18編を解析したシステマティック・レビュー．鼓膜穿孔の発生率や耳関連症状の頻度，純音聴力検査結果について検討されている．

7) Cave KM, Cornish EM, Chandler DW：Blast injury of the ear：clinical update from the global war on terror. Mil Med, **172**：726-730, 2007.

8) Breeze J, Cooper H, Pearson CR, et al：Ear injuries sustained by British service personnel subjected to blast trauma. J Laryngol Otol, **125**：13-17, 2011.

9) Ritenour AE, Wickley A, Ritenour JS, et al：Tympanic membrane perforation and hearing loss from blast overpressure in Operation Enduring Freedom and Operation Iraqi Freedom wounded. J Trauma, **64**：S174-S178；discussion S178, 2008.

10) Gondusky JS, Reiter MP：Protecting military convoys in Iraq：an examination of battle injuries sustained by a mechanized battalion during Operation Iraqi Freedom Ⅱ. Mil Med, **170**：546-549, 2005.

11) Remenschneider AK, Lookabaugh S, Aliphas A, et al：Otologic outcomes after blast injury：the Boston Marathon experience. Otol Neurotol, **35**：1825-1834, 2014.

12) Radford P, Patel HD, Hamilton N, et al：Tympanic Membrane Rupture in the Survivors of the July 7, 2005, London Bombings. Otolaryngol Head Neck Surg, **145**：806-812, 2011.

13) Jensen JH, Bonding P：Experimental pressure induced rupture of the tympanic membrane in man. Acta Otolaryngol, **113**：62-67, 1993.

14) Hirsch FG：Effects of overpressure on the ear--a review. Ann N Y Acad Sci, **152**：147-162, 1968.

15) Lou ZC：Spontaneous healing of traumatic eardrum perforation：outward epithelial cell migration and clinical outcome. Otolaryngol Head Neck Surg, **147**：1114-1119, 2012.

16) Mizutari K：Blast-induced hearing loss. J Zhejiang Univ Sci B, **20**：111-115, 2019.

17) Ungar OJ, Shilo S, Anat W, et al：Blast-Induced Cholesteatomas After Spontaneous Tympanic Membrane Healing. Ann Otol Rhinol Laryngol, **128**：1147-1151, 2019.

18) Kim J, Xia A, Grillet N, et al：Osmotic stabilization prevents cochlear synaptopathy after blast trauma. Proc Natl Acad Sci U S A, **115**：E4853-E4860, 2018.

19) Kimura E, Mizutari K, Kurioka T, et al：Effect of shock wave power spectrum on the inner ear pathophysiology in blast-induced hearing loss. Sci Rep, **11**：14704, 2021.
   Summary　衝撃波管およびレーザー誘起性衝撃波(LISW)を用いた爆傷モデルマウスにおける聴覚機能評価および組織評価を行った研究．いずれの場合でもシナプスの減少および聴毛束の障害が認められた．

20) Cho SI, Gao SS, Xia A, et al：Mechanisms of hearing loss after blast injury to the ear. PLoS One, **8**：e67618, 2013.

21) Kurioka T, Mizutari K, Satoh Y, et al：Correlation of Blast-Induced Tympanic Membrane Perforation with Peripheral Cochlear Synaptopathy. J Neurotrauma, **39**：999-1009, 2022.

22) Niwa K, Mizutari K, Matsui T, et al：Pathophysiology of the inner ear after blast injury caused by laser-induced shock wave. Sci Rep, **6**：31754, 2016.

23) Kujawa SG, Liberman MC：Adding insult to

injury：cochlear nerve degeneration after "temporary" noise-induced hearing loss. J Neurosci, **29**：14077-14085, 2009.

24）Scherer M, Burrows H, Pinto R, et al：Characterizing self-reported dizziness and otovestibular impairment among blast-injured traumatic amputees：a pilot study. Mil Med, **172**：731-737, 2007.

25）Scherer MR, Schubert MC：Traumatic Brain Injury and Vestibular Pathology as a Comorbidity After Blast Exposure. Phys Ther, **89**：980-992, 2009.

26）Akin FW, Murnane OD：Head injury and blast exposure：vestibular consequences. Otolaryngol Clin North Am, **44**：323-334, viii, 2011.

27）Scherer MR, Burrows H, Pinto R, et al：Evidence of central and peripheral vestibular pathology in blast-related traumatic brain injury. Otol Neurotol, **32**：571-580, 2011.

28）Hoffer ME, Balaban C, Gottshall K, et al：Blast exposure：vestibular consequences and associated characteristics. Otol Neurotol, **31**：232-236, 2010.

29）Yu Y, Huang J, Tang X, et al：Exposure to blast shock waves via the ear canal induces deficits in vestibular afferent function in rats. J Otol, **15**：77-85, 2020.

30）Lien S, Dickman JD：Vestibular Injury After Low-Intensity Blast Exposure. Front Neurol, **9**：297, 2018.

31）Tyagi I, Taneja HC：Acoustic blast trauma. Indian J Otolaryngol Head Neck Surg, **49**：51-54, 1997.

32）Ballivet de Regloix S, Crambert A, Maurin O, et al：Blast injury of the ear by massive explosion：a review of 41 cases. J R Army Med Corps, **163**：333-338, 2017.

33）Sherbul OV, Srebniak IA, Kuzmuk IO：FLUCTUATING HEARING LOSS AS A SYMPTOM OF ACQUIRED PERILYMPHATIC FISTULA（PLF）UNDER EXTERNAL INJURIES FACTOR. Wiad Lek, **76**：1246-1251, 2023.
　Summary 爆傷を含む外傷歴のある軍人 52 人のうち，18 人で外リンパ瘻を認めた．全例に内耳窓閉鎖術が行われ，聴力改善を認めた．

34）Ikezono T, Shindo S, Li L, et al：Identification of a novel Cochlin isoform in the perilymph：insights to Cochlin function and the pathogenesis of DFNA9. Biochem Biophys Res Commun, **314**：440-446, 2004.

35）Komori M, Yamamoto Y, Yaguchi Y, et al：Cochlin-tomoprotein test and hearing outcomes in surgically treated true idiopathic perilymph fistula. Acta Otolaryngol, **136**：901-904, 2016.
　Summary 特発性外リンパ瘻に対して内耳窓閉鎖術を実施した症例のうち，CTP 検査陽性の場合には早期手術施行群（発症から 7 日以内）で良好な聴力閾値改善が得られた．

36）瀬尾　徹，足達亜貴子，曽根美恵子ほか：外リンパ瘻手術例の聴平衡機能に関する検討．日耳鼻会報，**104**：1135-1142, 2001.

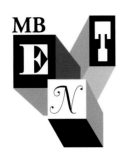

◆特集・どう見分ける？外リンパ瘻
原因・誘因から考える外リンパ瘻

3）スキューバダイビングに起因する圧外傷後の難聴・めまい

三保 仁*

Abstract スキューバダイビング（以下，ダイビング）は高気圧環境下で行われるスポーツであるため，水圧により気体は収縮する．この際，骨壁で囲まれた中空臓器である中耳腔は，適切な圧平衡（以下，耳ぬき）がなされないと中耳腔陰圧を招き，中耳気圧外傷および外リンパ瘻という耳気圧外傷を発症する．中耳腔圧平衡障害を「耳ぬき不良」といい，耳気圧外傷の原因になる．内耳潜水障害には他に内耳型減圧症があり，その病態は窒素気泡塞栓症である．耳鳴・難聴・めまいの内耳症状を呈するが，発症後1〜2週間以内に高気圧酸素治療（以下，HBO）を施行しなければ予後が大きく異なることから，早期の鑑別が肝要である．ダイバーの外リンパ瘻は耳鳴・難聴型が多く，水中または潜水終了直後から発症する．内耳型減圧症はダイビング終了後数時間で発症し，めまい型が多く，潜水プロフィールが不適切なことが多いので，外リンパ瘻の診断および鑑別では問診が重要になる．

Key words ダイビング（diving），耳ぬき不良（middle ear pressure imbalance），外リンパ瘻（perilymphatic fistula），内耳型減圧症（inner ear decompression disease）

はじめに

ダイビングは，水中という高気圧環境下で行われるスポーツであるために，地上とは異なる潜水生理により，特殊な病態による疾患が発症しうる．耳鼻咽喉科領域の潜水医学についても同様であり，副鼻腔障害と耳障害が問題になる．これらは周囲が骨で囲まれた伸展性がない中空臓器であるため，適切な圧平衡がなされなければ空洞内陰圧に陥り，気圧外傷を発症する．副鼻腔は自然孔が閉鎖する病態がなければ発症しないが，中耳は通常，耳ぬきによる圧平衡が必要になる．中耳腔圧平衡障害を「耳ぬき不良」といい，中耳気圧外傷および外リンパ瘻の耳気圧外傷を発症する原因になる．特に，軽症例が多いながらも罹患率が高い外リンパ瘻への留意が必要である．耳気圧外傷を的確に診断するためには，潜水生理学およびダイビングの知識を要するが，潜水障害による気圧外傷であるという判断ができるだけでも，専門性が高い後方支援病院への紹介をすることができるようになる．本稿では，ダイビングによって発症する外リンパ瘻の特徴と，後述する内耳型減圧症との鑑別についてを解説する．

潜水により発症する耳鳴・難聴・めまい

耳鼻咽喉科領域の潜水障害の中で，耳鳴，難聴，めまいのいずれか，または複数を呈する疾患には，中耳気圧外傷，外リンパ瘻，内耳型減圧症がある．前者2つは耳気圧外傷だが，減圧症の病態は窒素気泡による塞栓症である．外リンパ瘻は内耳気圧外傷であり，中耳気圧外傷を合併していることが多いので，両者の知識が必要である．また，減圧症は外リンパ瘻と臨床症状が酷似することがあるが全く異なる病態なため，異なる治療が必要

* Miho Hitoshi, 〒222-0037 神奈川県横浜市港北区大倉山3-26-6　三保クリニックビル1F　大倉山耳鼻咽喉科

表 1. 中耳気圧外傷の重症度分類

Edmonds 分類

Grade 0：症状のみで鼓膜所見が正常なもの
Grade Ⅰ：鼓膜の充血
Grade Ⅱ：鼓膜の充血と軽度出血
Grade Ⅲ：鼓膜の高度出血
Grade Ⅳ：鼓室内出血
Grade Ⅴ：鼓膜穿孔

であることが問題になる．これらの内耳潜水障害について，順次解説していく．

1．中耳気圧外傷

耳ぬき不良により中耳腔陰圧に陥ると，耳管を含めた中耳腔粘膜が内出血を起こす．陰圧のかかる時間が長いほど，陰圧が強いほど重症度が増し，鼓室内出血を認めるようになる．さらに，粘膜上皮からは組織液も滲出し，同様に鼓室内に貯留する．そして，最重症では鼓膜穿孔に至る．中耳気圧外傷の各種重症度分類のうち，潜水医学では Edmonds 分類[1]が汎用されている（表 1）．中耳気圧外傷を認めた場合，外リンパ瘻合併を常に念頭に置きながら，混合性難聴特に高音障害が合併していないかどうかに留意すべきである．

また，後述の如く，たとえ中耳腔内に滲出液または血液を認めたとしても，中耳気圧外傷の増悪および医原性外リンパ瘻発症の予防的観点から，カテーテル耳管通気処置は禁忌である．外リンパ瘻合併がなければ，鼓膜穿孔例を除き，中耳気圧外傷は放置すれば必ず自然治癒するので，鼓膜切開，抗菌薬を含めた投薬についても，すべて不要なことに留意したい．

2．内耳型減圧症

1）減圧症総論

高気圧環境下では，タンクから呼吸する圧縮空気中の窒素分圧は，ドルトンの法則に従い，水圧が高くなると上昇する．その結果，ヘンリーの法則に従い，地上にいるときよりも多量の窒素が，窒素分圧の高さに比例して組織および血液中へ溶け込む．よって，深く潜れば潜るほど，長く潜れば潜るほど組織内に溶解する窒素量は多くなるため，減圧症発症のリスクは高くなる．次に，ダイビングを終了して浮上をすると，周囲の環境圧

（水圧）が低下し，窒素が過剰に溶解していた組織内や血管内で気泡化する．組織から排泄された窒素は，窒素の圧勾配差によって静脈内に移動する．一定量までの静脈内窒素気泡は呼吸により肺から排出可能だが，限界を超えると呼吸で排出しきれなくなり，肺胞を通過して体循環へ入り込み，窒素塞栓症を発症する．これを減圧症という．体内窒素量は，時計タイプのダイビングコンピューターを用いて水中でリアルタイムにモニター可能で，潜水深度を上げるなどして窒素量の管理も可能である．ダイビングを終了しそのまま水面まで直浮上しても，理論上減圧症を発症しない体内窒素量の範囲内で潜水することが，義務づけられている．これを，無減圧潜水と呼ぶ．これに対し，過剰な窒素量が組織に溶解すると，「減圧」という特別手順を行わなければ減圧症を発症する．発症防止のために，体内窒素を排出させながらゆっくりと浮上する必要がある．これを減圧潜水という．一般のファンダイビングでは無減圧潜水を鉄則とするが，うっかり減圧潜水に陥る，または無減圧潜水であったが，寝不足や飲酒後などの体調不良で減圧症を発症してしまうこともある．

減圧症は全身に発症しうるが，好発部位がある．皮膚型，関節型，肺型，脳・脊髄型と並んで，内耳型減圧症は 5 大減圧の一つである．

2）内耳型減圧症

内耳型減圧症は，外リンパ瘻と並んで内耳潜水障害の一つであり，両者の鑑別が重要になる．病態は，窒素塞栓症が，終末動脈である内耳動脈に発症するといわれている．症状は，片耳の感音難聴，耳鳴，回転性めまいである．後述する外リンパ瘻とは異なる特徴があり，鑑別するためには各種検査のみならず，耳ぬき状態，潜水プロフィール，体調，発症様式などを問診することが重要である．まず，潜水プロフィールが深く長い潜水を行ったかどうか，すなわち，無減圧潜水の限界に近い潜水，または減圧潜水を行ったかどうかが重要である．そして，発症時期がダイビングを終了

してから1～3時間ほど経過してから発症し，時間を追うごとに増悪するのが特徴的である．また，症状はめまい型が多く，蝸牛症状は重症にならないと認めにくい．そして，外リンパ瘻のように耳ぬき不良の自覚がないこと，中耳気圧外傷を合併していないことが多い．また，蝸牛症状を認めたとしても，内耳型減圧症には外リンパ瘻の高音障害のように特徴的な聴力像はない．

治療は，発症後1～2週間以内にHBOを施行しないと後遺障害を残しやすいため，早期の診断が肝要になる．

また，内耳型減圧症は，より重症な脳・脊髄型減圧症を合併することがあり，四肢の感覚異常，筋力低下，重症では歩行障害，片麻痺まで発症しうる．よって，脳神経および四肢の神経所見，すなわち温痛覚，触圧覚，握力など筋力の左右差を比較することは必須である．これらの神経症状に異常を認めた場合には全身状態が最優先となり，緊急的にHBOを施行する必要がある．

3．外リンパ瘻

ダイビングで発症する外リンパ瘻は内耳気圧外傷であり，その主たる原因は，耳ぬき不良および不適切な耳ぬき動作である．ダイバーの外リンパ瘻の特徴，内耳型減圧症との鑑別などについて詳細を解説する．

1）発症原因
①耳ぬき不良

耳ぬき不良を自覚する症例，あるいは耳ぬきの手技に問題がある症例，またはこれらの複合型に大別できる．耳ぬきの手技には各種あるが，いずれの方法を用いても耳ぬきが完全にできていれば問題ない．しかし，自分に合った耳ぬき方法が理解できていないために，耳ぬき不良を起こすケースもある．さらに，耳管開放音を自覚した途端に，耳ぬきが完了したと誤解して耳ぬき動作を中断してしまうため，不完全にしか耳ぬきができていないために外リンパ瘻を発症する症例も多い．各種の耳ぬき方法のうち，誰でも訓練により理想的な耳ぬき方法を習得できるのは唯一バルサルバ法で

あり，小児滲出性中耳炎治療器具であるOtovent®を用いて，適切なバルサルバ法の強さで訓練可能である．これについての詳細は後述する．

②耳管機能不全

耳管機能検査を施行してみると，耳管狭窄症はもちろんのこと，耳管開放症においても高頻度に耳ぬき不良の原因となる．これは，小児滲出性中耳炎に耳管開放症が多いことと同様で，耳管機能が正常ではないためである．しかし，正常鼓膜の者であれば，ダイビングが可能な程度の最低限の耳管機能は持ち合わせているものである．

③先天的な内耳窓の脆弱

同程度の経験値，水深，耳ぬき不良であっても，外リンパ瘻を発症するダイバーと発症しないダイバーが存在する．内耳窓強度の個人差とタイミングによって，発症のしやすさが異なる．

2）発症頻度

当院過去15年間の統計では，耳ぬき不良で受診したダイバーは7,371人で，ごく軽症を含めると実に9.4％ものダイバーが外リンパ瘻を発症しており，その96％が耳ぬき不良を自覚，または中耳気圧外傷の合併をしていた．また，男女差，年齢差，左右差は有意差が認められなかった[2]．なお，当院が潜水医学が専門であり，他の医療機関からの紹介，口コミなどで潜水障害有症者のダイバーが多く受診することから，統計には偏りがあるとに留意したい．

3）症　状

高音障害型感音難聴，耳鳴がほとんどである．重症例を除けば，めまいは平衡機能検査を用いても検出されることはあまりなく，前述の如く，同じ内耳潜水障害である内耳型減圧症ではめまい型が多いことが，鑑別の一助となる．

統計的にダイビング当日の夜までの発症が99％以上なので，それ以降の発症は，息み動作や飛行機搭乗などのさらなる発症誘因がなければ，外リンパ瘻を含めた潜水障害は否定的である．最重症では水中で回転性めまいを発症するため，嘔吐によるレギュレータの詰まりで溺水・窒息する

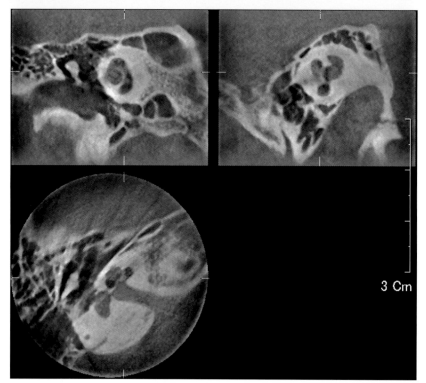

図 1.
外リンパ瘻の CT(新川クリニック提供)
蝸牛の基底回転に黒く気泡が描出された症例

リスクもあり,水中発症は大変危険ではあるが,幸い稀である.誘因によるカテゴリー分類では,ダイビングはカテゴリー分類 2 の「外因性の圧外傷」であるにもかかわらず,本来であればカテゴリー分類 3 の「内因性の圧外傷」で認められやすい高音障害型感音難聴を呈する症例がかなり多い.その原因として,耳ぬきの動作自体が,不適切に一気に強く息むために発症している症例が多いことを意味する.水中で耳ぬき不良を自覚したダイバーは,耳の疼痛のために,慌ててつい強く一気に息んでしまうものである.

4)診 断

補助診断として,問診が大変重要である.耳ぬき不良の自覚,中耳気圧外傷の合併,内耳症状が潜水当日の夜までに発症していること,高音障害型感音難聴と耳鳴の蝸牛症状のみで,めまいをほとんど合併していないことである.稀に,聴力正常で耳鳴またはめまいだけの外リンパ瘻も混在する.また,内耳窓破裂時の pop 音を自覚するケースも稀にある.潜降中に,片耳に「ポン」というpop 音を自覚した直後に激しい回転性めまいを発症して方向感覚を失い,嘔吐をしながらも何とか

浮上して溺水を免れたインストラクターの事例がある.また,小川の水が流れる音の聴取,患側下向きで増強するめまいなどの瘻孔症状も診断の根拠になる.

確定診断としては,かつては試験的鼓室開放術が主であったが,近年保険収載となった CTP 検査により,小侵襲かつ比較的迅速に可能になった.画像診断では,UHR-CT など高分解能 CT にて蝸牛内の気泡を検出できる症例も稀ながらあり,確定診断できる症例もある(図 1).

5)鑑別診断

特に,前述の内耳型減圧症との鑑別は重要であるが,その他の末梢性めまいの疾患群および感音難聴をきたす疾患群との鑑別も要する.メニエール病や頭位性めまいなど,感音難聴や回転性めまいを反復する耳疾は,周知の如く寝不足や過労などが発症誘因になるケースが多いが,ダイビングでは早朝から活動し寝不足が多く,かつ慣れない運動を慣れない水中環境で行うというストレスによってそれらの耳疾が発症することから,ダイビング後に発症しやすい.しかし,この場合には潜水翌日以降の発症が多いことが鑑別の一助となる.

表 2. 外リンパ瘻と内耳型減圧症との鑑別

	外リンパ瘻（約80%）	内耳型減圧症（約20%）
発症時期および経過	水中またはダイビング終了直後から発症し，地上では悪化しない．軽症では自然治癒する．	ダイビング終了後1〜3時間以上たってから発症するのが典型．数時間は時間とともに悪化傾向あり．
耳抜き不良	自覚あることがほとんど．	自覚なし．
中耳気圧外傷	合併していることが多い．	合併なし．
減圧症リスク	なし．	深いまたは長い潜水，急浮上，脱水，高所移動など．
内耳症状	軽症は高音障害型感音難聴が多い．めまい症状のみは稀．	めまい型が多い（前庭症状50%，蝸牛症状30%，両方20%）．
他の所見，合併症	pop音の自覚．小川の流れる音．患側下向きで増強するめまいなどの瘻孔症状．鼻出血．	他の減圧症，特に脳・脊髄症状を合併することあり（筋力低下，感覚障害など）．

外リンパ瘻と内耳型減圧症の鑑別は特に重要である．外リンパ瘻症例に万一HBOを施行すれば，当然のことながら外リンパ瘻は悪化する．一方，内耳型減圧症であれば1〜2週間以内にHBOが必要であるため，この両者の鑑別を可及的速やかに行わなくてはならない．その鑑別点をまとめた表2について解説する．まず，発症頻度は外リンパ瘻が約80%に対して内耳型減圧症が約20%である．発症時期は，外リンパ瘻は水中またはダイビング終了直後から発症するが，内耳型減圧症はダイビング終了後1〜3時間程度経過してから発症し，時間の経過とともに増悪する．外リンパ瘻では耳ぬき不良の自覚があり，中耳気圧外傷を合併しやすい．また，高音障害型感音難聴と耳鳴の症状が多く，各種瘻孔症状が認められることもある．内耳型減圧症では，潜水プロフィール上で深くて長い潜水を行った1〜3時間後の発症が多く，めまい型が一般的で，稀に他部位の減圧症を合併していることから外リンパ瘻と鑑別できるケースもある．

ダイビングにおける外リンパ瘻の発症機序

ダイバーの外リンパ瘻の発症機序は複雑で，柳田[3]がモルモットを用いた研究でその発症機序を報告している．内耳に作用する圧力には，水圧，脳圧，中耳腔圧の3つの圧力が関与する．これらの圧力は，脳圧亢進，中耳腔陰圧，鼓膜陥凹によるキヌタ骨底での卵円窓圧迫という形で内耳圧上昇に作用し，外リンパ瘻が発症する．その3つの作用機序を以下に解説する．

まず第一に，耳ぬき不良が発症すると中耳腔は陰圧になる．その結果，正円窓および卵円窓は中耳腔側に引き出される形で突出する．第二に，耳ぬき不良が生じた際に，慌てて一気に強く息むという不適切なバルサルバ法動作を行ってしまうダイバーがいる．強い鼻腔圧で息むことにより脳圧が上昇し，この圧は前庭水管を通じて内耳に伝わり，内耳圧は上昇する．結果として，正円窓と卵円窓は中耳腔側に突出する．第三に，耳ぬき不良によって中耳腔陰圧が発生すると，鼓膜は強く陥凹し，結果としてツチ骨丙は中耳腔側へ変位する．耳小骨連鎖の音の伝導機構により，この動きはアブミ骨底に伝わって卵円窓を圧迫し，内耳圧が上昇する．その結果，正円窓は中耳腔側に突出する．これら，中耳腔陰圧，脳圧亢進，アブミ骨底による卵円窓圧迫という圧力はすべて正円窓に集中するために，正円窓破裂を起こしやすい．事実，統計上では，ダイバーの外リンパ瘻の約65〜75%が正円窓破裂である．

また，耳ぬき不良によって中耳腔陰圧が発生した際，もしも鼓膜穿孔を合併すれば中耳腔陰圧は解除され，外リンパ瘻は発症しない．しかし，鼓膜よりも先に内耳窓が破裂すると外リンパ瘻を発症するので，むしろ耳ぬき不良による鼓膜穿孔は，外リンパ瘻防止機構ともいえる．

耳ぬき不良潜水後に地上で発症する外リンパ瘻症例

耳ぬき不良潜水後の数日間は，内耳窓にかなりの圧力負荷がかかった後であり，脆弱化している．耳ぬき不良潜水時には外リンパ瘻を発症しなかったが，その後，地上で外リンパ瘻を発症した

ダイバーの3症例を紹介する.

症例1：当該インストラクターは，風邪を引いていたが交代要員がいないため，耳が抜けないままダイビングガイドを行ったが，幸い障害は生じなかった．ダイビング終了後に，ボートから重いタンクの運び出しをしている最中に突然pop音を自覚し，数秒後に激しい回転性めまいを発症した．

症例2：患者はスポーツジムで筋力トレーニング中，ジム併設のプールで体験ダイビングを勧誘されたので参加したところ，耳が抜けず中止．その後，筋力トレーニングを再開したところ，途端にpop音を自覚し激しい回転性めまいを発症した．

症例3：他施設報告だが，耳ぬき不良潜水の翌日，耳閉感を主訴に近医を受診したところ，鼓室内に中耳気圧外傷による血液および滲出液貯留を認めたため，伝音難聴改善目的のために医師がカテーテル耳管通気を施行したところ，医原性に外リンパ瘻を発症させたとの報告もある．

このように耳ぬき不良潜水により，中耳気圧外傷の合併とともに，内耳窓が脆弱化していることが多い．すなわち，耳ぬき不良潜水後の数日間は，中耳気圧外傷の増悪予防のみならず，外リンパ瘻の発症予防という観点からも，外リンパ瘻患者と同等に，潜水，息みや力み，航空機搭乗，鼻かみ，バルサルバ法，特にカテーテル耳管通気処置を避け，内耳窓に圧力負荷をかけぬように安静を命じるべきである．そして前述の如く，一般の耳ぬき不良ダイバーの外リンパ瘻では蝸牛症状が多く，めまいを発症する例が少ないのに対し，このように耳ぬき不良潜水後に地上で発症したダイバーの外リンパ瘻は，めまい型ばかりであった．地上発症例は一般ダイバーの症例とは異なり，発症時に水圧がかかっていないことに加え，耳ぬき動作を行っておらず，力みによる脳圧亢進または通気の陽圧だけが誘因であった．その差異が症状の違いにつながった理由であろう．誘因からみたカテゴリー分類上では，ダイビングは2の外因性の圧外傷に属するが，水圧はあくまでも中耳腔陰圧の発生にかかわるだけで脳圧亢進にはかかわらない．

しかし，前述の如く一般のダイバーの外リンパ瘻では，中耳腔陰圧，アブミ骨底の卵円窓圧迫，脳圧亢進の3つの圧力が組み合わせで外リンパ瘻が発症するのだが，特にバルサルバ法による脳圧亢進の影響が強いために，一般ダイバーがカテゴリー分類3の内因性の圧外傷のように高音障害を呈することが多い理由なのではないかと，筆者は考えている．

ダイバーの外リンパ瘻の予防

これはすなわち，ダイバーの耳ぬき不良を改善させることである．耳ぬきの手技法には，嚥下法，バルサルバ法，トインビー法，フレンツェル法，口蓋咽頭筋群を動かす（首やアゴを動かす，噛みしめるなど），何もせず自然に圧平衡が可能なオートマチックの6種類が知られている．いずれの方法を用いても，完全に耳ぬきができていればどの方法であっても潜水可能である．しかし，どの方法が最適なのかは，持って生まれた体質のような個人差がある．だがバルサルバ法だけは，唯一ほとんどの人が訓練可能な耳ぬき方法である．当院における耳ぬき不良ダイバー7,000人以上の耳管機能検査の統計では，自分に合った耳ぬき方法を実施していなかった，あるいは耳ぬきの手技に技術的問題があった．後者のダイバーに対して，安全な強さに設計されているOtovent®を用いて適正な強さのバルサルバ法を習得させることにより，正常鼓膜者であれば，99%のダイバーの耳ぬきが改善して潜水ができるようになった．萎縮鼓膜，鼓膜石灰化，弛緩部陥凹など軽微でも鼓膜異常がある者は，ほぼ全例が耳管機能不全を有しており，ほとんど改善しなかった．

耳管機能検査上，耳ぬき不良は数種のパターンに分類できるのだが，男性に多い「一気に強く息む」耳ぬきと，女性に多い「息みが弱く耳管開放圧に達しない」という2つのパターンだけで，耳ぬき不良全体の約95%を占める[4]．これらの問題点を解決させ，内耳にダメージがなく確実に耳を抜くためには，出だしで一気に息まず，3〜4秒か

けて徐々にゆっくりと鼻腔圧を上昇させ，しかも十分な強さに息むのが理想形である．この際，強すぎず弱すぎない適切な息みの強さを覚えてもらうことが重要であり，それにはOtovent®が有用である．Otovent®の風船の圧力は60 cmH$_2$Oであり，この圧力で耳管が開放しない場合には，すでに慢性中耳炎などの耳疾に罹患している可能性が高い．また，Otovent®は想像よりもかなり強く，女性では当初風船を膨らませることができない者も散見されるが，風船の膨ませで外リンパ瘻を発症した症例報告はこれまでにない．留意したいことは，ただ単に風船を鼻で膨らませていても，耳ぬき不良は全く改善しないことである．バルサルバ法の際に鼻腔にかける圧力が，最終的には風船を用いずともOtovent®と同じ圧力でかけられるように，あくまでも「息みの強さを習得する」ことが主目的であることを十分に患者に説明しておかないと，全く訓練の結果が出ないものである．

そして，もっとも簡単かつ重要な耳気圧外傷予防法は，耳ぬき不良を自覚した場合，耳気圧外傷を発症する前に，直ちにダイビングを中止する勇気をもつよう指導することである．

おわりに

ダイバーに外リンパ瘻の病歴があると，潜水を継続する限り，外科的治療の既往の有無にかかわらず非常に再発しやすい．外リンパ瘻の既往歴があるダイバーは，本邦におけるダイバーのメディカルチェックガイドライン[5]上で「相対的に危険な状態」となっているが，禁忌ではない．しかし，現実的には再発を繰り返してダイビングの継続が不可能になる症例が多く，ダイバー生命を失うことになることが問題である．

最後に，ダイバーが潜水当日から偶然に突発性難聴になる確率は極めて低く，潜水直後（当日夜まで）に発症した感音難聴・耳鳴・めまいについては，外リンパ瘻または内耳型減圧症を疑うべきであることを銘記したい．

引用文献

1) Edmonds C, Lowry C, Pennefather J：Diving and Subaquatic Medicine. 2nd ed. Mosman：New South Wales Australia Diving Medical Center, **96**：99-101, 1981.
2) 三保　仁：環境・生活習慣（病）・スポーツと耳鼻咽喉科　ダイビング．JOHNS, **27**：1933-1937, 2011.
3) 柳田則之：耳気圧外傷の基礎とその臨床．第95回日本耳鼻咽喉科学会総会宿題報告．名鉄局印刷株式会社：18-23, 1994.
   Summary　耳気圧外傷の病態生理を詳細に解説．モルモットを用いた研究で，ダイバーの外リンパ瘻発症機序を初めて解明した．
4) 三保　仁：気圧外傷と外リンパ瘻．耳喉頭頸，**88**：742-749, 2016.
5) 眞野喜洋：ダイバーのメディカルチェックガイドライン．日高圧，**38**：289-300, 2003.
   Summary　海外のダイバー健康適正基準であるRSTC（Recreational Scuba Training Counci）を元に，日本高気圧潜水医学会が作成した潜水適正基準．各診療科目の潜水医学専門医らが作成．

◆特集・どう見分ける？外リンパ瘻
症状から考える外リンパ瘻
1）急性感音難聴

佐々木 亮*

Abstract 急性感音難聴の原因が同定されるのは全体の1割程度にすぎず，いまだ原因不明のものが多い．また，外リンパ瘻に関しては，外傷，疾患，手術などにより瘻孔を生じた原因が明らかな症例もあるが，誘因が明らかではないケースも存在するとされている．急性感音難聴症例の中にはこのように誘因が明らかではない外リンパ瘻症例が含まれていることが考えられる．2018年に発表された外リンパ瘻診断基準の改定版においては，瘻孔の確認あるいは外リンパ特異的蛋白の検出が必要となった．この外リンパ特異的蛋白である Cochlin-tomoprotein(CTP)を用いて急性感音難聴症例における外リンパ瘻の頻度を検討した．急性感音難聴に対するステロイド鼓室内注入療法の際に作成する鼓膜開窓を用いて中耳洗浄液を採取し CTP 検査を施行した．その結果 CTP 陽性率は22％であった．また，高年齢および治療前聴力不良例において CTP 陽性率が高いことが示された．

Key words 急性感音難聴(sudden-onset sensorineural hearing loss)，外リンパ瘻(perilymphatic fistula)，CTP 検査(Cochlin-tomoprotein(CTP)detection test)，ステロイド鼓室内注入療法(intratympanic corticosteroid therapy)，内耳窓閉鎖術(labyrinthine window membrane sealing)

急性感音難聴の原因

急性感音難聴の原因としては，急性音響性聴器障害(音響外傷)，ムンプス難聴やハント症候群のようなウイルス感染，内耳梅毒，薬剤性難聴，自己免疫性疾患，さらには後迷路性の原因として聴神経腫瘍，脳梗塞，脱髄性疾患などが挙げられる[1)2)]．また，外リンパ瘻においても急性難聴をきたすことが知られている[3)4)]．しかし，このように原因が同定されるのは全体の1割程度にすぎないとされている[2)]．急性感音難聴はいまだ原因不明のものが多く，突発性難聴はこれに含まれるものである．

外リンパ瘻のカテゴリー分類

外リンパ瘻は発症の原因・誘因により，カテゴリー1～4まで分類されている(表1)[1)]．カテゴ

表 1. 外リンパ瘻のカテゴリー分類

1	外傷，疾患，手術など
	(1) a. 迷路損傷(アブミ骨直達外傷，骨迷路骨折など) b. 他の外傷(頭部外傷，全身打撲，交通事故など)
	(2) a. 疾患(中耳および内耳疾患，真珠腫，腫瘍，奇形など) b. 医原性(中耳または内耳手術，処置など医療行為)
2	外因性の圧外傷(爆風，ダイビング，飛行機搭乗など)
3	内因性の圧外傷(はなかみ，くしゃみ，重量物運搬，力みなど)
4	明らかな原因，誘因がないもの(idiopathic)

(文献1より転載)

リー1はその原因が明らかなもので，外傷，疾患，手術などにより生じた瘻孔である．カテゴリー2，3はそれぞれ，外因性，内因性の圧外傷によるものであり，一般的に外リンパ瘻を疑われるエピソードであると思われる．さらには，明らかな原因・誘因のないものも存在するとされており，カ

* Sasaki Akira，〒030-0821 青森県青森市勝田1-14-20 青森市民病院耳鼻いんこう科，部長

表 2. 急性感音難聴に対する内耳窓閉鎖術の報告

著者 (発表年)	急性感音難聴 症例数	外リンパ瘻と 診断した症例 数(%)	聴力改善 治癒：著明回復：回復：不変
Maier ら[5] (2008)	97	34(35%)	周波数ごとの検討
Gedlicka ら[6] (2009)	37	4(11%)	5%：41%：24%：27%
Haubner ら[7] (2012)	69	13(19%)	>20 dB，43%：5～20 dB，31%： No change，26%
Hoch ら[8] (2015)	51	0(0%)	24%：39%：16%：22%
Thomas ら[9] (2018)	136	20(15%)	26%：37%：13%：23%

聴力改善評価は厚生省特定疾患「急性高度難聴調査研究班」(1985 年改訂)の聴力
回復の判定基準[1]に基づいている.

テゴリー 4 として分類されている．上記のように急性感音難聴の原因として外リンパ瘻が挙げられており，これはカテゴリー 1 のように明らかであればその原因として結びつくが，誘因のないカテゴリー 4 は突発性難聴など原因不明の急性感音難聴と診断されている可能性がある．

外リンパ瘻の診断

本邦における従来の外リンパ瘻の診断基準では，「内視鏡検査もしくは手術(試験的鼓室開放術)により蝸牛窓，前庭窓のいずれかまたは両者より外リンパあるいは髄液の漏出を確認できたもの，または瘻孔を確認できたもの」が外リンパ瘻確実例とされており，海外においても試験的鼓室開放術によって外リンパ瘻の診断を行っている報告が散見される．ドイツを中心とした欧州における報告では，急性感音難聴の原因として外リンパ瘻を疑い，鼓室を開放して内耳窓閉鎖術を行っているものがみられる(表 2)[5]～[9]．その報告においては，急性感音難聴患者のうち術中所見にて外リンパ瘻の診断となったのは 0～35％であった．その診断方法は，「内耳窓に瘻孔が確認されること」，あるいは「耳小骨を動かした際に正円窓膜が盛り上がる所見がみられない場合や外リンパの貯留がみられる場合」などとされている．瘻孔を確認できれば確定診断であるということには異論がないと思われるが，「外リンパの漏出」ということは主観的なものであり，判定する術者や施設などにより大きな違いが生じる可能性がある．なぜな

ら，内耳から外リンパが流出しているか否かを判別することは困難で，陥凹した構造をもつ内耳窓窩には周囲から組織液，滲出液などが流入し貯留するため，実際には外リンパ以外の液体の貯留をみている可能性がある．

本邦の外リンパ瘻診断基準は改定され 2018 年に発表された[1]．それによると，診断確定には「顕微鏡，内視鏡などにより中耳と内耳の間に瘻孔が確認できたもの」あるいは「中耳から外リンパ特異的蛋白が検出できたもの」となった．カテゴリー分類の 1 は外傷，疾患，手術などが原因であり瘻孔の存在は明らかで，「瘻孔の確認」が可能であると思われる．しかし，カテゴリー 2～4 では一般に瘻孔の確認は困難である．よって，外リンパ漏出を伴う外リンパ瘻の診断には「中耳から外リンパ特異的蛋白」の検出が有用であると思われる．Cochlin-tomoprotein(CTP)は Ikezono らにより発見された外リンパ特異的蛋白質である[10][11]．ポリクローナル抗体を用いた ELISA キットが作成され，人工内耳などの手術の際に採取したサンプルによりカットオフ値は，CTP<0.4 が陰性，0.4≦CTP<0.8 が中間値，0.8≦CTP が陽性と設定された[12]．これにより客観的な外リンパ瘻の診断が可能となった．

CTP 検査による
急性感音難聴症例中の外リンパ瘻の割合[13]

外リンパ瘻には明らかな原因，誘因がないカテゴリー 4 も存在することから，これらには突発性

表 3. 急性感音難聴症例におけるカテゴリーごとの CTP 陽性率

カテゴリー	陰性 CTP<0.4	擬陽性 0.4≦CTP<0.8	陽性 0.8≦CTP	計
2 外因性の圧外傷	3(100%)	0(0%)	0(0%)	3
3 内因性の圧外傷	5(33%)	5(33%)	5(33%)	15
4 明らかな誘因が ないもの	23(41%)	22(39%)	11(20%)	56
計	31(42%)	27(36%)	16(22%)	74

明らかな原因・誘因がないカテゴリー 4 でも陽性率は 20% であった.

（文献 13 より転載・改変）

難聴をはじめとする原因不明の急性感音難聴が含まれている可能性がある．また，カテゴリー 2, 3 の圧外傷は問診に基づくものがほとんどであり，原因としては不確かであると考えられる．そこで，筆者らは急性感音難聴症例で治療を行った全症例に対して CTP 検査を行い，急性感音難聴症例に含まれる外リンパ瘻の割合を調査した[13].

1. 対 象

弘前大学医学部附属病院耳鼻咽喉科では急性感音難聴症例に対し短期間連日ステロイド鼓室内注入療法を行っており[14]，この治療の際に CTP 検査を行うこととした．試験期間中に本治療を行った急性感音難聴症例は 104 例であり，同意を得られた 98 例に CTP 検査を行った．さらに，経過中に原因が特定できた症例などを除外して 74 例を原因不明の急性感音難聴として解析対象とした．

2. 方 法

検体採取は，CO_2 レーザーにより鼓膜後方に開窓を行い，この鼓膜開窓部を介して生理食塩水 0.3 mL にて鼓室内を洗浄し，この中耳洗浄液を約 0.1 mL 回収した．この検体を用い CTP 検査を行った．その後，急性感音難聴に対する治療としてステロイドを鼓室内へ注入した．このステロイドの鼓室内投与を連続 8 日間行った．

3. 結 果

CTP 陰性は 31 例（42%），中間値は 27 例（36%），陽性は 16 例（22%）であった．問診により外因性あるいは内因性の圧外傷が示唆されたものをそれぞれカテゴリー 2, 3 と分類し，カテゴリー別にも陽性率を示した（表 3）．これにより急性感音難聴の約 2 割，特に誘因のない症例でも同様に約 2 割が CTP 陽性であり，外リンパ瘻と診断される結果となった．また，治療前聴力と CTP 値には有意な相関を認め，治療前聴力レベルが高いほうが CTP 値が高い症例が多い結果となった（図 1，相関係数 r＝0.287）．さらに，年齢が高いほうが CTP 値が高い症例が多く，年齢と CTP 値の間にも有意な相関を認めた（図 2，相関係数 r＝0.327）．これらを踏まえ，年齢，性別，発症から検査までの日数，誘因の有無，治療前聴力レベル，めまい症状の有無を独立変数として，それぞれの項目が CTP 値に与える影響度について重回帰分析を用いて検討した（表 4）．その結果，年齢と治療前聴力レベルが有意に CTP 値に影響を与えており，高齢であること，治療前聴力が悪いことは，それぞれ CTP 高値に関連することが示された．本研究結果は高齢あるいは高度な難聴の急性感音難聴症例は外リンパ瘻の可能性があることを示唆するものである．

ステロイド鼓室内注入療法による治療効果についても併せて検討を行った[13]．CTP 値が中間値である対象を除外して，CTP 陽性症例と陰性症例で比較すると，CTP 陽性例は有意に治癒率が低い結果となった（表 5）．これは外リンパ瘻に対するステロイド鼓室内投与は，聴力の改善効果が低いことを示唆するものである．筆者らの研究結果から急性感音難聴の 2 割が外リンパ瘻と診断されることとなり，次のステップとしてはそれに対する手術を含めた治療法が確立されることが望まれる．急性感音難聴の原因が外リンパ瘻であれば手術による瘻孔閉鎖は効果が期待できるものであると考える．しかし，前述した欧州の急性感音難聴に対する内耳窓閉鎖術の治療成績では治癒率は 5～26% と良好な成績とは言い難いものと考える（表 2)[6]~[9]．これらの報告は対象や外リンパ瘻の診断などにばらつきがみられており，今後は CTP 検査を用いた客観的な診断を併用した外リンパ瘻と診断された急性感音難聴に対する治療法の比較試験などが必要ではないかと考えられる．

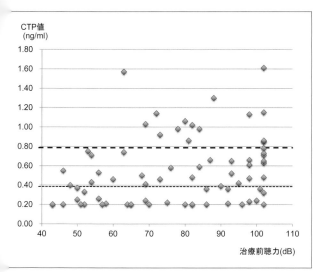

図 1．治療前聴力と CTP 値との関連
治療前聴力レベルが高いほうが CTP 値が高く，有意な相関を認めた（相関係数 r＝0.287）
（文献 13 より転載・改変）

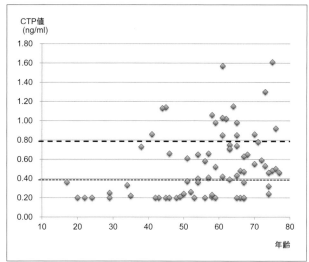

図 2．年齢と CTP 値との関連
高齢のほうが CTP 値が高い症例が多く，有意な相関を認めた（相関係数 r＝0.327）
（文献 13 より転載・改変）

表 4．重回帰分析による CTP 値に影響を及ぼす因子の検討

	標準化係数	P 値	VIF	調整済み R^2 値
				0.172
年齢	0.269	0.02	1.066	
性別	0.225	0.06	1.200	
発症からの期間	0.091	0.42	1.105	
誘因の有無	0.154	0.16	1.061	
治療前聴力	0.313	0.01	1.316	
めまいの有無	0.019	0.87	1.227	

VIF：variance inflation factor，分散拡大係数
（文献 13 より転載・改変）

表 5．治癒率と CTP 陽性率の関連

	陰性 CTP＜0.4	陽性 0.8≦CTP	計
治癒	14(45%)	2(13%)	16(34%)
著明回復，回復，不変	17(55%)	14(88%)	31(66%)
計	31	16	47

治癒とそれ以外，CTP 陽性と陰性で検討したところ，CTP 陽性では有意に治癒が少ない結果となった（Fisher's exact test, P＝0.049）
（文献 13 より転載・改変）

参考文献

1) 日本聴覚医学会（編）：急性感音難聴診療の手引き 2018 年版．金原出版，2018．
   Summary 突発性難聴および外リンパ瘻を含めた急性感音難聴診療の手引きである．突発性難聴の概略，診断基準，聴力回復の判定基準などが記されている．また，改定された外リンパ瘻の診断基準や新しいカテゴリー分類が記載されている．

2) Rauch SD：Clinical practice. Idiopathic sudden sensorineural hearing loss. N Engl J Med, **359**：833-840, 2008. https://doi.org/10.1056/NEJMcp0802129
   Summary 急性感音難聴の臨床的な取り扱いについての概説．急性感音難聴の約 1% は後迷路性である．残りの 10～15% は他の原因が特定されるが，それ以外は原因不明である．

3) Nomura Y：Diagnostic criteria for sudden deafness, mumps deafness and perilymphatic fistula. Acta Otolaryngol Suppl, **456**：7-8, 1988. Epub 1988/01/01. doi：10.3109/00016488809125068. PubMed PMID：3227833.
   Summary 厚生省特定疾患突発性難聴調査研究班が定義した突発性難聴，ムンプス難聴，外リンパ瘻の診断基準．外リンパ瘻では高度な感音難聴が数日で生じることがある．

4) Goodhill V, Brockman SJ, Harris I, et al：Sudden deafness and labyrinthine window ruptures. Audio-vertibular observation. Ann Otol Rhinol Laryngol, **82**：2-12, 1973. https://doi.org/10.1177/000348947308200103
   Summary 突発性難聴 21 例に試験的鼓室開放

術を行い，15例で内耳窓に瘻孔を確認し，突発性難聴の原因として内耳窓膜の瘻孔を提唱した．

5) Maier W, Fradis M, Kimpel S, et al：Results of exploratory tympanotomy following sudden unilateral deafness and its effects on hearing restoration. Ear Nose Throat J, **87**(8)：438-451, 2008.

Summary 突発性難聴97例に内耳窓閉鎖術を行った．術中所見で外リンパ瘻の診断を行っているが，液体貯留は局所麻酔液との区別が難しく診断は困難であるとしている．

6) Gedlicka C, Formanek M, Ehrenberger K：Analysis of 60 patients after tympanotomy and sealing of the round window membrane after acute unilateral sensorineural hearing loss. Am J Otolaryngol, **30**(3)：157-161, 2009.

Summary 急性感音難聴60例（原因不明は37例）に対して試験的鼓室開放術を行い正円窓閉鎖を行った．

7) Haubner F, Rohrmeier C, Koch C, et al：Occurrence of a round window membrane rupture in patients with sudden sensorineural hearing loss. BMC Ear Nose Throat Disord, **29**(12)：14, 2012.

Summary 急性感音難聴69例に対して内耳窓閉鎖術を行った．術中所見にて，13例19％に吸引してもなお正円窓小窩に液体貯留を認め，外リンパ瘻確実例と診断した．全体では20 dB以上の聴力改善は43％でみられ，確実例では7例53％，陰性群では17例41％で20 dB以上の聴力改善があったが，両群間で有意差はなかった．

8) Hoch S, Vomhof T, Teymoortash A：Critical evaluation of round window membrane sealing in the treatment of idiopathic sudden unilateral hearing loss. Clin Exp Otorhinolaryngol, **8**(1)：20-25, 2015.

Summary 原因不明の急性感音難聴51例に対して内耳窓閉鎖術を行った．手術中に内耳窓の破綻や外リンパの流出は認めなかったが，正円窓の閉鎖を全例に行った．本邦の厚生労働省の急性高度難聴に関する調査研究班による聴力回復の判定基準に従い，治癒24％，著明回復39％，回復16％という治療効果であった．

9) Thomas JP, Drewermann S, Voelter C, et al：Prognostic factors regarding the hearing outcome in severe to profound sudden sensorineural hearing loss treated by tympanotomy and sealing of labyrinthine windows after ineffective systemic corticosteroid application. Eur Arch Otorhinolaryngol, **275**：1749-1758, 2018. 10.1007/s00405-018-5023-3

Summary ステロイド投与後に聴力改善が得られない急性感音難聴136例に対して内耳窓閉鎖術を行った．

10) Ikezono T, Shindo S, Sekiguchi S, et al：Cochlin-tomoprotein：a novel perilymph-specific protein and a potential marker for the diagnosis of perilymphatic fistula. Audiol Neurootol, **14**：338-344, 2009.

11) Ikezono T, Shindo S, Sekiguchi S, et al：The performance of Cochlin-tomoprotein detection test in the diagnosis of perilymphatic fistula. Audiol Neurootol, **15**：168-174, 2010.

12) Ikezono T, Matsumura T, Matsuda H, et al：The diagnostic performance of a novel ELISA for hurnan CTP(Cochlin-tomoprotein)to detect perilymph leakage. PLoS One, **13**(1)：eO191498. https://doi.org/10.1371/journaL-pone.0191498. 2018.

13) Sasaki A, Ikezono T, Matsuda H, et al：Prevalence of perilymphatic fistula in patients with sudden-onset sensorineural hearing loss as diagnosed by Cochlintomoprotein(CTP)biomarker detection：its association with age, hearing severity, and treatment outcomes. Eur Arch Otorhinolaryngol, **281**(5)：2373-2381. doi：10.1007/s00405-023-08368-0. 2024.

14) 佐々木 亮，欠畑誠治，武田育子ほか：突発性難聴に対する短期間連続デキサメサゾン鼓室内注入療法の単独初期治療としての効果．Audiol Jpn, **58**：198-205, 2015.

Summary 突発性難聴に対する治療としてCO_2レーザーによる鼓膜開窓を注入ルートとして用い短期間連日デキサメサゾン鼓室内注入療法を第一選択として行った．本治療を単独初期治療として行った場合の治療成績は良好であった．

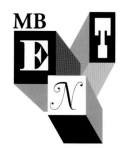

◆特集・どう見分ける？外リンパ瘻
症状から考える外リンパ瘻
2）変動性難聴・反復性難聴

李　佳奈[*1]　牧野邦彦[*2]

Abstract 変動性難聴・反復性難聴を引き起こす疾患の一つに外リンパ瘻がある．しかしながら，pop 音・流水音耳鳴・瘻孔症状などの外リンパ瘻に特徴的な所見がみられることは少なく，圧外傷などの明らかな誘因がみられない場合もある．外リンパ瘻の症状は極めて多様で，難聴・耳閉塞感・耳鳴・めまいなどで，これらの症状は頭位や体位によって変化することもある．聴力型には特定の傾向は認められない．難聴のある外リンパ瘻に対して 1～2 週間以内の発症早期の手術が提唱されているが，自験例より保存的治療に抵抗性の変動性・反復性難聴に対して，発症から 3 か月以内の症例でも手術による難聴改善の可能性がある．

Key words 外リンパ瘻(perilymphatic fistula)，難聴(hearing loss)，めまい(dizziness)，CTP 検査(Cochlin-tomoprotein detection test)

はじめに

変動性難聴・反復性難聴をきたす疾患はメニエール病，急性低音障害型感音難聴，自己免疫性疾患，遺伝性難聴，内耳奇形，聴神経腫瘍と多岐にわたるが，鑑別しなければならない疾患の一つに外リンパ瘻がある．外リンパ瘻は外リンパ腔と周辺臓器の間に瘻孔が生じ，外リンパが中耳腔に漏出することにより，耳閉塞感・難聴・耳鳴・めまい・嘔気などの様々な臨床症状を生じる疾患である．外リンパ瘻に特徴的な聴力型はなく，瘻孔から外リンパが漏出することで，症状が増悪，変動するため，変動性や反復性難聴のパターンをとることがある．本稿ではこのような難聴に対する診断法や手術の時期・効果について述べる．さらに，具体的に症例を提示して，当院での外リンパ瘻診療の実際について述べる．

外リンパ瘻の臨床症状・検査所見

1．症　状

様々なパターンの難聴・耳閉塞感・耳鳴・めまい・頭痛など多様な症状みられる．明らかな誘因がないことも多いが，まずは詳細な問診で発症の誘因となった事象を見つけだすことが診断に重要である．外リンパ瘻の原因分類としてカテゴリー分類を用いる(表 1)．

カテゴリー 1 では陳旧性を含めた全身打撲・頭部打撲，中耳・内耳外傷，中耳・内耳手術や耳管通気などの医療行為，中耳・内耳疾患が原因とされているが，陳旧性の外傷などは患者本人も忘れていることが多く，こちらから積極的な問診がなければ聞き出せないことも多い．

カテゴリー 2 ではダイビング・飛行機搭乗などの外因性の圧外傷，カテゴリー 3 では鼻かみ，くしゃみ，吹奏楽器の演奏，排便や出産時のカみなどの内因性の圧外傷が原因となる．

[*1] Lee Kana, 〒 654-0048　兵庫県神戸市須磨区衣掛町 3-1-14　新須磨病院耳鼻咽喉科，部長
[*2] Makino Kunihiko, 同, 参与

表 1. 外リンパ瘻カテゴリー分類

1	外傷,疾患,手術など
	(1) a. 迷路損傷(アブミ骨直達外傷,骨迷路骨折など)
	b. 他の外傷(頭部外傷,全身打撲,交通事故など)
	(2) a. 疾患(中耳および内耳疾患,真珠腫,腫瘍,奇形など)
	b. 医原性(中耳または内耳手術,処置など医療行為)
2	外因性の圧外傷(爆風,ダイビング,飛行機搭乗など)
3	内因性の圧外傷(はなかみ,くしゃみ,重量物運搬,力みなど)
4	明らかな原因,誘因がないもの(idiopathic)

(文献 9 より転載)

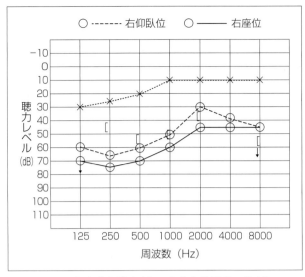

図 1. 純音聴力検査(右:座位と仰臥位の比較)

明らかな誘因のないカテゴリー4も少なくなく,誘因がなくとも様々なタイプの難聴・めまいがあれば外リンパ瘻を鑑別として考える必要がある.ぶちっという音が聞こえたなどのpop音(自験例では2%),ちょろちょろと流れるような音がするなどの流水音耳鳴(自験例では7.1%)は外リンパ瘻を強く疑う所見ではあるが多くはなく,それ以外の耳鳴の場合もある.

2. 検査

難聴は変動性難聴・進行性難聴・低音障害型感音難聴・突発性難聴パターンなど特に外リンパ瘻に特異的なパターンはなく,カテゴリー1,カテゴリー2では混合性難聴を呈することもある.

また,外リンパ瘻の症例で徐々に進行する感音難聴が急激に増悪することがあるが,外リンパの漏出の程度によって難聴増悪の程度が変化することが示唆される[1].難聴が改善と悪化を繰り返しながら徐々に進行していくパターンや低音部のみの感音難聴を反復する場合もある.さらに,外リンパ圧を上昇させて聴力の変化をみる仰臥位聴力検査も外リンパ瘻の診断に有用である.すなわち,座位から仰臥位にすると外リンパ瘻症例では低音域を中心に閾値低下することがあり,外リンパ瘻を疑う所見の一つとなる(図1)[2].ただし,脳脊髄液漏出症や耳管開放症でも同様の所見がみられる場合があるので,注意が必要である.

眼振異常は経過中,変動する場合もあれば大きな変動がない場合もある.座位で頭部を前屈させると正面頭位ではみられない眼振が出現・増大することが多く,髄液圧上昇による外リンパ腔の圧変化により眼振異常が顕在化すると考えている.また,一側性の外リンパ瘻症例では,患側下頭位で眼振の増強を認める場合が多い.

診断に有用な所見とされる瘻孔症状だが,陽性率はそれほど高くない.しかしながら,ポリッツェル球による加圧・減圧にてめまいや眼振異常が発現しない場合でも,鼓膜のすぐ外側で吸引管にて吸引して陰圧をかけたり,外耳道を閉鎖するように耳珠を強く圧迫,圧迫を解除して陰圧をかけることで自覚的にめまいや瞬間的な眼振を認めることがあり,検査の仕方を工夫すれば瘻孔症状をより検出することが可能である.

HRCT(high-resolution computed tomography)にて内耳気腫・耳小骨の偏位・骨折の有無の確認や上半規管裂隙症候群などの除外を行う.明らかな誘因があることに加えて,内耳気腫がある場合は外リンパ瘻を強く疑う(図2).ただし,アーチファクトにて内耳内がlow densityにみえる場合もあるため,対側内耳所見との比較や日頃から正常内耳所見を注意深く観察することが必要である.側頭骨CTは骨条件で撮影されるため,漏出した外リンパが写ることは稀とされているが,正円窓窩付近にわずかな軟部陰影を認める場合(図3)がある.CTでの軟部陰影はpartial vol-

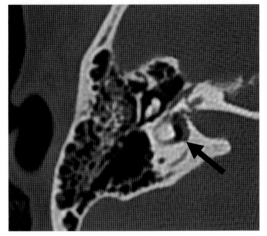

図 2. HRCT（右）
前庭に気腫像を認める（矢印）．

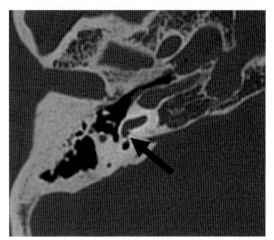

図 3. HRCT（右）
正円窓窩に軟部陰影を認める（矢印）．

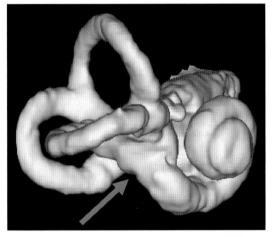

図 4. MRI, FIESTA-C（右）　右外リンパ瘻疑い
正円窓窩の陥凹が浅くなっており，液体貯留を疑わせる．

表 2. 術前・術後に CTP を測定した外リンパ瘻症例（単位：ng/mL）
擬陽性は陽性と解釈可能である（池園）

患側	年齢(歳)	性別	術前	術後
左	44	男性	0.2 陰性	0.92 陽性
左	62	女性	21.2 陰性	64.4 陽性
右	60	男性	0.47 擬陽性	1.2 陽性
左	60	男性	0.55 擬陽性	0.67 擬陽性
右	44	男性	0.48 擬陽性	0.91 陽性
左	48	女性	48.3 陽性	69.1 陽性
右	74	女性	86.5 陽性	56.6 陽性
左	72	男性	45.3 陽性	39.5 陽性

ume effect のことがあり注意を要する[3]．しかしながら，複数スライスにわたって軟部陰影がみられる場合は外リンパなどの液体貯留の可能性がある．

さらに，MRI の T2 強調画像で内耳液が中耳腔に漏れる所見が認められることがあるとされている[4]．我々は髄液とその中を走行する神経血管系を高いコントラストで示すことが可能な HeavyT2 強調画像である FIESTA-C（fast imaging employing steady-state acquisition cycled phases）を三次元構成にした 3D-FIESTA にて，正円窓窩の陥凹が浅くなっている場合，中耳の液体貯留を疑う所見の一つとなりうると考えている（図 4）．

CTP は外リンパに特異的に含まれる蛋白であり，術前や術中に測定することで外リンパ瘻の診断に有用である[5)~8)]．

CTP 検査は医師主導多施設共同研究として 2012 年よりポリクローナル抗体 ELISA キット，2018 年よりモノクローナル抗体 ELISA キットを用いて診断精度を向上させており，2022 年 7 月に保険収載された．外リンパ瘻を疑う症状があり CTP 検査が陽性であれば外リンパ瘻と診断できるが，CTP 検査が陰性であった場合にも外リンパ瘻を否定することはできない．外リンパの漏れが少ない，検査時は漏れが止まっていた，中耳洗浄液の回収が不適切であるなどで，偽陰性の場合が

表 3. 変動性難聴・反復性難聴のある外リンパ瘻手術症例
CTP 値はすべて陽性であり，13 例中 6 例が手術にて聴力改善を認めた．
症例 2 の CTP のみポリクローナル抗体にて測定

番号	患側	年齢(歳)	性	CTP値(ng/mL)	カテゴリー分類	発症から手術までの期間(か月)	聴力型	随伴症状	難聴重症度分類	術前聴力(dB)	術後聴力(dB)	術後経過観察期間(か月)	聴力経過
1	左	31	女性	147	4	3	低音障害型	めまい・耳閉塞感	軽度	29	10	60	治癒
2	左	21	男性	1	1	0.5	山型	耳閉塞感	軽度	33	16	96	回復
3	右	67	男性	242	4	0.5	水平型	流水音耳鳴・耳閉塞感	中等度	68	48	8	回復
4	左	15	女性	53	3	0.5	聾	めまい・耳鳴	重度	104	91	19	回復
5	右	82	女性	454	4	1	山型		中等度	53	43	13	回復
6	左	52	女性	93	4	2	低音漸減型	めまい	中等度	43	24	16	回復
7	左	33	女性	151	2	1	高音漸減型	めまい・耳閉塞感	軽度	31	36	14	不変
8	右	37	女性	158	3	2	水平型	流水音耳鳴・めまい・耳閉塞感	中等度	53	58	5	不変
9	左	77	女性	224	3	1.5	水平型	めまい	中等度	49	58	5	不変
10	右	44	女性	410	4	4	山型	耳痛・頭痛・めまい	中等度	44	49	65	不変
11	右	56	女性	282	3	6	高音急墜型	流水音耳鳴・めまい	中等度	56	68	7	不変
12	右	68	女性	36	3	7	低音障害型→高音漸減型	耳鳴	軽度	37	45	8	不変
13	右	74	女性	57(術前 87)	4	24	高音急墜型	めまい	重度	94	97	12	不変

CTP 値は少数第一位を四捨五入
聴力経過の判定は突発性難聴の聴力回復の判定基準に準じ，5 文法で行った．

ある．さらに，術前に CTP 陰性であっても術中 CTP が陽性の場合がある（自験例にて 25.0％，表 2）．その理由としては，鼓膜切開での中耳洗浄液回収はブラインド操作であるが，手術では鼓室内を観察しながら吸引するため中耳洗浄液を完全に回収しやすい．また，全身麻酔のため陽圧換気・長時間の仰臥位や懸垂頭位などにより外リンパ圧が上昇し，その結果外リンパ漏出が促進されると考えている．さらに，外リンパ瘻があれば漏れた外リンパは最終的に耳管方向に流れていくため，耳管咽頭口付近に付着しやすいのではないかと考えている．そこで術中の中耳洗浄液の採取に際して，耳管咽頭口付近も意識して行うようにしていることから，術中の陽性率のほうが高い可能性がある．

変動性・反復性難聴に対する手術適応と効果

まず，イソソルビド・ビタミン剤・循環改善薬・ステロイド投与などの保存的治療と就寝時のヘッドアップ・いきまない・強く鼻かみをしないなどの生活指導を行う．それでも難聴の改善がみられない場合は難聴改善のため，さらに難聴を繰り返す場合は再発を防止する目的で，手術を行っている．

当院にて 2015 年 4 月～2023 年 9 月までに変動性・反復性難聴のある外リンパ瘻疑いの症例に対して手術を行い，術前や術中の中耳洗浄液より CTP 陽性となった外リンパ瘻確実例は 13 例であった（表3）．そのうち，1 例は術前と術中の CTP が陽性であり，12 例は術中 CTP のみ測定し陽性であった．カテゴリー1（外傷・疾患・手術など）

は 1 耳，カテゴリー 2（外因性の圧外傷，爆風，ダイビング，飛行機搭乗など）は 1 耳，カテゴリー 3（内因性の圧外傷，鼻かみ，くしゃみ，重量物運搬など）は 5 耳，カテゴリー 4（明らかな原因，誘因のないもの）は 6 耳と，明らかな誘因を認めないカテゴリー 4 がもっとも多かった．

発症から手術までの期間は 0.5〜24 か月であった．めまいを併発していた症例は 9 例，流水音耳鳴は 3 例，pop 音のある症例はなかった．外リンパ瘻重症度分類[9]によって難聴の重症度を判定すると，軽度 4 例，中等度 7 例，高度 0 例，重度 2 例であった．聴力経過は突発性難聴の聴力回復の判定基準[9]に準じて行った．治癒から回復を改善とすると，直近の発症より 3 か月以内に手術となった 9 例のうち 6 例に改善を認めた．改善した 6 例のうち，1 か月以後に手術をした症例は 3 例であった．4 か月以後に手術をした症例は改善しなかった．難聴のタイプは水平型と山型がそれぞれ 3 例と最多で，改善した症例の難聴タイプに一定の傾向は認めなかった．

術中所見と手術の工夫

当院では耳後部切開と耳内内視鏡手術を施行していたが，効果の確実性から現在は耳後部切開による術式を選択している．鼓膜-外耳道皮弁を挙上し中耳洗浄液を採取した後，外耳道後壁を削開し，鼓室内を時間をかけて観察している．その際，明らかな瘻孔を認めた症例は少なかったが，正円窓窩などに透明な液体が貯留してくるのを認める症例があった．アブミ骨底板とその周囲，正円窓窩には軽く押し込むように側頭筋膜を留置し，フィブリン糊で固定している．

症例提示

1．15 歳，女性（症例番号 4）

X 年 10 月筋トレ中に左耳鳴が出現した．左耳鳴が増強し，左難聴と続いて反時計回りのめまいが出現した．発症翌日に近医を受診したところ，左感音難聴（97.0 dB，図 5）を認め，ステロイド内服

と抗ウイルス薬を処方された．発症 2 日目，左難聴はやや改善した（83.0 dB）が，発症 3 日目，難聴の増悪があり（99.0 dB），当院紹介となった．当院初診時，純音聴力検査にて左感音難聴（99.0 dB），歪成分耳音響放射検査（DPOAE）にて右耳は反応があり，左耳は反応を認めなかった．仰臥位にて方向交代性下向性眼振を認め，明らかな瘻孔症状は認めなかった．

発症 4 日目，さらに左難聴の増悪を認めた（104.0 dB）ことから，左外リンパ瘻を強く疑い，ヘッドアップによる安静に加えてステロイドパルスを 1 週間施行した．難聴・めまいの改善を認めず，発症 11 日目に左内耳窓閉鎖術を施行した．術中アブミ骨底板付近に液体貯留を認めたが明らかな瘻孔は認めなかった．術中の中耳洗浄液の CTP 検査は 52.6 ng/mL で陽性（モノクローナル抗体では ≧30 ng/mL を陽性とする）（表 3）であり，外リンパ瘻と診断された．発症 14 日目にはめまいは軽減し，発症 3.5 か月目に消失した．難聴は発症 1.5 か月目から徐々に改善し，発症 19 か月目 91.0 dB に回復した．

＜解　説＞

本症例は筋トレを誘因として起こった左変動性難聴・めまいの症例である．手術によってめまいは消失し，左難聴は回復した．保存的加療で難聴が改善しない場合は手術も治療の選択肢として考慮すべきである．

2．21 歳，男性（症例番号 2）

発症 8 年前に交通事故にて後方より追突された．発症 6 年前頃より左難聴を繰り返し，メニエール病疑いで近医にて加療されていた．発症 1 年前に左難聴が再発したが投薬にて改善がないため，発症 11 か月前，当院紹介となった．初診時，純音聴力検査にて左低音域の感音難聴（26.0 dB）（図 6），DPOAE にて右耳は反応があり，左耳は反応が消失していた．仰臥位にて左向き眼振を認めた．明らかな瘻孔症状は認めなかった．

その後，左難聴の増悪・改善を繰り返していたが，X 年 3 月（発症日）左難聴が改善せず（20.0

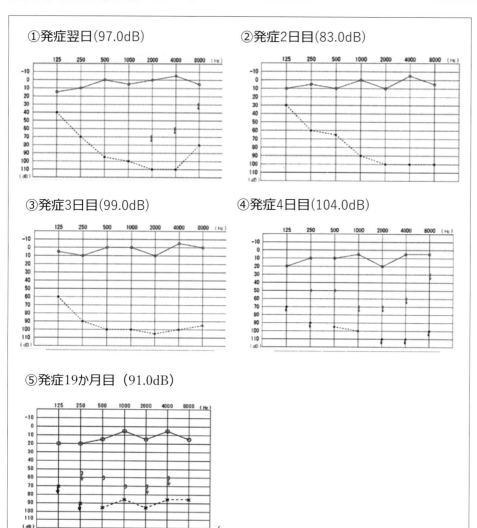

図 5.
症例 4：聴力経過

dB), 発症 5 日目, 中音域と高音域の閾値上昇を認め(33.0 dB), 発症 21 日目に左外リンパ瘻疑いで左内耳窓閉鎖術を施行した. 術中アブミ骨底板付近に液体貯留を認めたが明らかな瘻孔は認めず, 術中の中耳洗浄液の CTP 検査は 0.51 ng/mL で偽陽性であり(ポリクローナル抗体では 0.8 ng/mL＞偽陽性≧0.4 ng/mL であるが, 陽性と解釈可能である. 池園), 外リンパ瘻と確定診断した. 発症 2 か月目左難聴は回復し(17.0 dB), 発症 8 年の最終受診まで左難聴の変動は認めなかった.

＜解　説＞

頸椎捻挫や頭部外傷などの陳旧性外傷が誘因と推測される左変動性難聴症例である. 手術によって左難聴は回復し, 術後 8 年経過をみているが聴力の変動はない. 本症例から手術により聴力変動を阻止できる可能性があるといえる. 陳旧性外傷も外リンパ瘻のリスクファクターとして認識する必要がある.

3．52 歳, 女性(症例番号 6)

発症 12 日前に両耳の違和感があったが, 自然に軽快した. X 年 2 月(発症日)左難聴と左音響過敏があり近医を受診し, 左突発性難聴の診断でステロイド内服を処方された. 発症 10 日目突然回転性めまいを発症し, 当院に救急搬送された. 初診時純音聴力検査にて左 125～2000 Hz の感音難聴(50.0 dB)(図 7)を認めた. 仰臥位にて左向き眼振を認め, 左下頭位で増強を認めた. 発症 16 日目には左感音難聴は軽度改善傾向にあった(29.0 dB)が, 発症 25 日目難聴は再度増悪し(34.0 dB), さらに発症 58 日目難聴はさらに悪化した(43.0

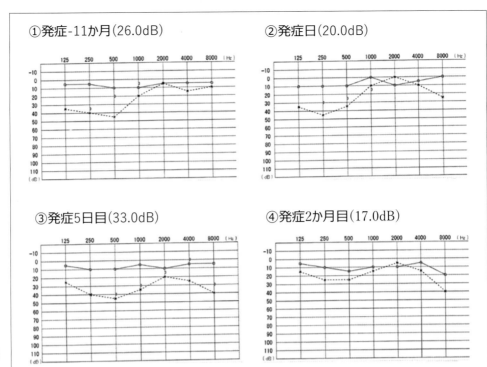

図 6.
症例2：聴力経過

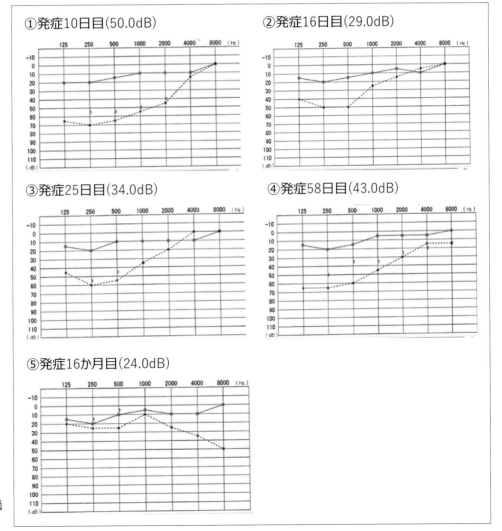

図 7.
症例6：聴力経過

dB). 経過から左外リンパ瘻を強く疑い，左内耳窓閉鎖術を施行した．

術中アブミ骨底板付近と正円窓窩に液体貯留を認めたが，明らかな瘻孔は認めなかった．アブミ骨底板とその周囲，正円窓窩に側頭筋膜とスポンジェルを留置し，フィブリン糊で固定した．術中の中耳洗浄液のCTP検査は93.4 ng/mLで陽性だった．術後めまいは消失し，発症16か月目，左低音域から中音域の難聴は回復した(24.0 dB).

<解　説>

明らかな誘因のないめまい・左変動性難聴の外リンパ瘻症例である．発症から2か月の手術で聴力が改善しており，ある程度日数が経過しても難聴に対する手術の効果はあると考えられる．

考　察

特発性外リンパ瘻については本邦では1977年に寺山ら[10]が報告したのが最初である．その後も診断法が確立されず，外リンパ瘻は極めて稀であるという認識のもと，認知度は低迷したままであった．2012年に池園らにより外リンパに特異的な蛋白であるCTPが発見され，外リンパ瘻の診断を確定することが可能になった[5]~[8]．しかし，CTP検査や試験的鼓室開放術(内耳窓閉鎖術)に至るかどうかは，外リンパ瘻を疑わなければ先に進めないことには変わりがない．

外リンパ瘻は耳閉塞感・難聴・耳鳴などの蝸牛症状，めまい・ふらつきなどの前庭症状，嘔気・嘔吐などの自律神経症状など，非常に多様な症状を示す病態である．外リンパ瘻による症状は手術による改善の余地があることから，外リンパ瘻を疑って診断を進めることが肝要と考える．そのためには，陳旧性外傷なども含めた詳細な病歴聴取，仰臥位聴力検査，頭位や体位による眼振変化，HRCT，MRI(FIESTA-C)などが参考となる．

変動性難聴や再発性難聴症例にはまず保存的治療を試み，難聴が改善しない場合や難聴の変動を制御できない場合には，内耳窓閉鎖術を考慮する．もちろん難聴の原因となりうるその他の疾患

の除外が必要である．外リンパ瘻が原因である難聴に対して，発症から早期である2週間以内の手術が推奨されているが[11]，自験例では難聴の増悪から3か月以内の手術で改善した症例を6例認め，そのうちの1例は発症から3か月経過していた．それ以降の手術では改善がなかったことから，発症3か月以内であれば手術で改善する可能性があると思われる．今回検討した変動性・再発性難聴13例中6例は明らかな誘因のないカテゴリー4の症例であった．変動性・再発性難聴の症例では，誘因がなくともある一定数の外リンパ瘻症例が存在することを念頭に置く必要がある．

終わりに

変動性・再発性難聴の症例は明らかな発症誘因がなくとも，外リンパ瘻が存在する場合がある．保存的加療で改善しない変動性難聴，また難聴の再発を繰り返す場合は，発症から3か月以内の手術によって難聴が改善し，難聴の再発を阻止できる可能性がある．

参考文献

1) Lee K, Makino K, Ikezono T, et al：A Case of Perilymphatic Fistula with Inner Ear Anomaly Diagnosed Preoperatively by the Cochlin-Tomoprotein Detection Test. Case Rep Otolaryngol, **2020**：9476915, 2020.
Summary 内耳奇形のある変動性難聴が進行性の高度感音難聴へと変化し，内耳窓閉鎖術を施行した．術中，アブミ骨底板付近より大量の液体漏出がみられ，術前・術中のCTPは陽性であった．外リンパの漏出の程度と難聴の進行に関連があると推測された．

2) 牧野邦彦，武木田誠一，浦長瀬昌宏：新須磨病院における外リンパ瘻診断法1体位による聴力の変化を指標として．Audiol Jpn, **48**(5)：523-524, 2005.

3) 辻岡勝美：時間要素を考慮したパーシャルボリューム効果．INNERVISION, **29**(10)：10-13, 2014.

4) 中島　務：外リンパの画像診断．MB ENT, **94**：11-16, 2008.

Summary 外リンパ瘻の画像所見でよく知られているものとして，内耳の中に空気が認められる pneumolabyrinth がある．Pneumolabyrinth は CT で捉えられることが多い．一方，MRI T2 強調画像で内耳液が中耳腔に漏れる所見が認められることがある．

5) 池園哲郎：外リンパ瘻　診断基準の改定と臨床所見の特徴. Equilibrium Res, **72**：215-221. 2013.

6) 池園哲郎，松田　帆：外リンパ瘻. MB ENT, **208**：39-44, 2017.

7) Ikezono T, Shindo S, Sekiguchi S, et al：The performance of Cochlin-tomoprotein detection test in the diagnosis of perilymphatic fistula. Audiol Neurootol, **15**(3)：168-174, 2010.

8) Ikezono T, Matsumura T, Matsuda H, et al：The diagnostic performance of a novel ELISA for human CTP(Cochlin-tomoprotein)to det-

ect perilymph leakage. PLoS One, **13**：e0191498. doi：10.1371/journal.pone.0191498, 2018.

Summary ELISA 法による CTP の診断基準値を示した論文である．血液や脳脊髄液では CTP は検知値以下であり，感度だけではなく特異度も高い検査といえる．

9) 日本聴覚医学会. 急性感音難聴診療の手引き：1-138. 金原出版, 2018.

10) 寺山吉彦，山川宗位：Rupture of inner ear window(内耳窓破裂症)とその一手術例. 耳鼻咽喉科, **49**(8)：579-585, 1977.

11) 瀬尾　徹，足達亜貴子，曽根美恵子ほか：外リンパ瘻手術例の聴平衡機能に関する検討. 日耳鼻会報, **104**：1135-1142, 2001.

Summary 外リンパ瘻の手術時期に関して，保存的治療で改善のない難聴やめまいがある場合は 14 日以内に手術するべきである．

Monthly Book ENTONI

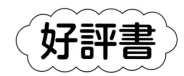

通常号定価
No.248・271 ⇒ 2,750 円（本体 2,500 円+税）
No.294・301 ⇒ 2,860 円（本体 2,600 円+税）

聞き取り困難症
－検出と対応のポイント－

No. 301（2024 年 9 月号）
編集企画／阪本　浩一（大阪公立大学、特任教授）

LiD/APD について、似たような症状をきたす難聴との鑑別診断や対応など、本分野の専門家により解説

- 聞き取り困難症の概念と現状
  －LiD/APD 診断と支援の手引き（2024）より－
- 聞き取り困難症の診断法―聴覚評価を中心に―
- 聞き取り困難症の鑑別診断
  1) 軽度難聴、一側性難聴
  2) 隠れ難聴の概念と診断
  3) 機能性難聴
  4) Auditory Neuropathy と LiD の相違点は何か
- 聞き取り困難症と内リンパ水腫
- 小児科からみた聞き取り困難症
- 聞き取り困難症の対応
  1) 環境調整と聴覚トレーニング
  2) 補聴器とその周辺、補聴援助システム

子どもの難聴を見逃さない！

No. 271（2022 年 5 月号）
編集企画／伊藤　真人（自治医科大学教授）

見逃さずに適切な診療を行うための
検査の概要や診断を解説

- 聴覚スクリーニング検査
- 子どもの聴力検査
- 補聴器の適応と調整
- 人工内耳の適応と療育
- サイトメガロウイルス感染症
- ムコ多糖症
- 滲出性中耳炎
- 慢性中耳炎
- 聴器の形成異常
- 遺伝性難聴

軟骨伝導聴覚
－耳鼻咽喉科医に必要な知識－

No. 294（2024 年 3 月号）
編集企画／細井　裕司（奈良県立医科大学、理事長・学長）

軟骨伝導補聴器の適応やフィッティング、
装用効果など詳しく解説

- 軟骨伝導―補聴器から音響・通信機器へ、そして社会貢献へ―
- 軟骨伝導の音の伝導経路―気導、骨導、軟骨伝導の違い―
- 軟骨伝導音のシミュレータと評価手法開発の経緯
- 軟骨伝導振動子と軟骨伝導補聴器
- 軟骨伝導補聴器と骨導デバイス
  ―骨導補聴器、骨導インプラントとの違い―
- 先天性外耳道閉鎖症での装用効果
- 小耳症と軟骨伝導補聴器
- 後天性外耳道閉鎖症に対するフィッティング
- 一側性難聴耳に対するフィッティング
- 大学病院での軟骨伝導補聴器のフィッティング
- 医院での軟骨伝導補聴器のフィッティング
- 軟骨伝導補聴器の公的支援

補聴器・人工中耳・人工内耳・軟骨伝導補聴器
―聞こえを取り戻す方法の比較―

No. 248（2020 年 8 月号）
編集企画／神田　幸彦（神田 E・N・T 医院院長）

医師、言語聴覚士の立場から
リアリティー溢れる内容をお届け

- 補聴器 update
- 人工中耳 ―最近の進歩―
- 人工内耳 ―最近の進歩―
- 補聴器の聞こえの特徴とは？
- 人工内耳の聞こえの特徴とは？
- 補聴器と人工中耳の聞こえの特徴の差
- 補聴器と人工内耳の聞こえの特徴に関する経験と考察
- 目の前の患者にどのようなケースの場合、補聴器を勧めるか
- 目の前の患者にどのようなケースの場合、人工中耳を勧めるか
- 目の前の補聴器の患者にどのようなケースの場合、人工内耳を勧めるか
- 軟骨伝導補聴器の開発とその後の進歩
- 軟骨伝導補聴器と従来の補聴器との違い、目の前の患者に勧めるコツ

 全日本病院出版会　〒113-0033　東京都文京区本郷 3-16-4　Tel:03-5689-5989
www.zenniti.com　Fax:03-5689-8030

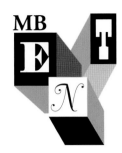

◆特集・どう見分ける？外リンパ瘻
症状から考える外リンパ瘻
3）進行性難聴

根本俊光*

Abstract 片側の急性感音性難聴 246 例のうち，78 例(31.7%)が発症後に増悪(隣り合う2周波数以上で，それぞれ 15 dB 以上の気導閾値上昇)していた．このうち 39 例に対して内耳窓閉鎖術と術中の CTP 検体採取を行った．
　CTP 検査結果は陽性 61.8%・中間値 32.4%・陰性 5.9%と高い陽性率を示した．39 例中カテゴリー3が3例のみで，カテゴリー4(idiopathic)が 36 例と大半を占めた．突発性難聴として扱われる症例の中に，明らかな誘因をもたない外リンパ瘻が多数存在することが示された．39 例中 10 例(25.6%)は発症後3日以内に増悪が確認されていた．
　内耳窓閉鎖術の聴力改善成績は，治癒：著明改善：回復：不変＝6：20：7：6であり，有効率(治癒～著明改善)66.7%，回復率(治癒～回復)84.6%と諸家の報告よりも良好であった．増悪確認から手術までの平均日数は 4.4 日，中央値 1.0 日であり早期の手術が有効と考えたが，保存的治療群との比較では大きな差を認めず，後方視的解析の限界と思われた．

Key words 外リンパ瘻(perilymphatic fistula)，CTP(Cochlin-tomoprotein)，突発性難聴(sudden sensorineural hearing loss)，経時的増悪(worsening over time)，内耳窓閉鎖術(closure of labyrinthine window)，治療成績(treatment result)

はじめに

2022 年 7 月に本邦で外リンパ瘻に対する CTP 検査が保険収載された．しかしながら，外リンパ瘻は多様な臨床症状を呈するため，その診断や治療方針に関しての議論がいまだ尽くされていない．

当科では臨床研究の段階から，片側の急性感音性難聴として発症し，増悪や変動を示す症例に対して積極的に内耳窓閉鎖術と術中の CTP 検体採取を行ってきた．その結果，突発性難聴として取り扱われる症例の中に，カテゴリー 4(idiopathic)の外リンパ瘻が多数存在することが明らかとなった[1]．

本稿では急性感音性難聴として発症し，経過中難聴の増悪や変動を示す外リンパ瘻症例に関して，その臨床像，検査結果や治療効果などについて詳述する．

研究概要

1．対　象

2018 年 6 月～2023 年 7 月までに片側の急性感音性難聴で当科を受診した 296 例中，ANCA 関連血管炎性中耳炎(OMAAV)，機能性難聴，聴神経腫瘍，音響外傷などを除き，さらに十分な経過観察が行えた 246 例を検討対象とした．難聴増悪の基準は「隣り合う2周波数以上で，それぞれ 15 dB 以上の気導閾値上昇を満たすもの」とした[1)2)]．聴力が変動する場合には発症後もっともよい聴力像を比較対象とした．

---

* Nemoto Toshimitsu，〒286-8523　千葉県成田市飯田町 90 番地 1　日本赤十字社 成田赤十字病院耳鼻咽喉科，部長

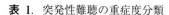

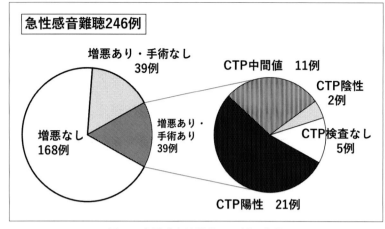

図 1. 急性感音性難聴 246 例の内訳

表 1. 突発性難聴の重症度分類

重症度	初診時聴力
Grade 1	40 dB 未満
Grade 2	40 dB 以上 60 dB 未満
Grade 3	60 dB 以上 90 dB 未満
Grade 4	90 dB 以上

注1) 聴力は 250, 500, 1000, 2000, 4000 Hz の 5 周波数の閾値の平均とする.
注2) この分類は発症後 2 週間までの症例に適用する.
注3) 初診時めまいのあるものを a, ないものでは b を, 2 週間過ぎたものでは' を付けて区別する.

(厚生省特定疾患急性高度難聴検査研究班会議, 1998 年)

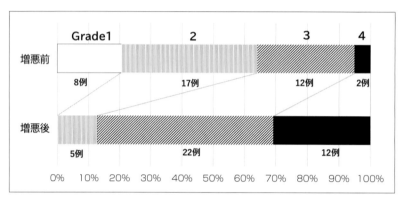

図 2. 増悪前後の重症度分類

2. 方 法

難聴増悪確認後, 希望者には可及的早期に内耳窓閉鎖術を施行した.

小児や全身麻酔を強く希望する場合を除き, 基本的には局所麻酔下に顕微鏡を使用して耳内切開で開始, 鼓膜輪を挙上し鼓室開放直後に CTP 検体を採取した.

ほとんどの症例で骨削開を追加して両窓を明視下に置き, 自家結合組織と細切耳介軟骨片とでフィブリン糊を用いて閉鎖した.

副腎皮質ホルモンの全身投与が許容される症例では, 術前あるいは術中からデキサート®(6.6 mg/日から漸減)やプレドニゾロン(0.5~1.0 mg/kg/日から漸減)の静脈内投与ないし内服を 1~2 週間併用した. 術後 24~36 時間はベッド上安静とし, 退院後も努責や飛行機搭乗などは一定期間避けるよう指導した.

術後は聴力固定まで経過観察した.

結 果

1. 増悪・変動する症例

246 例中, 増悪の基準を満たした症例は 78 例 (31.7%)あった. このうち 39 例に内耳窓閉鎖術が施行され, 術中の CTP 検体採取が 34 例に行われた(図1).

手術施行 39 例の年齢分布は 13~75 歳(平均 50.6 歳)で, 3 例がカテゴリー 3 と考えられる発症契機(部活で大声・鼻かみ・重量物持ち上げ)を有していた. 他はすべてカテゴリー 4 であった. 外リンパ瘻に特徴的とされる徴候は, 水流音 2 例・pop 音 1 例・瘻孔現象 2 例・pop 音＋瘻孔現象 1 例と 6 例(15.4%)にみられた.

発症時のめまいは 20 例(51.3%)に認められた.

突発性難聴の重症度分類(表1)に従うと, 増悪前は Grade 1：2：3：4＝8：17：12：2 例, 増悪後は 0：5：22：12 例であった(図2).

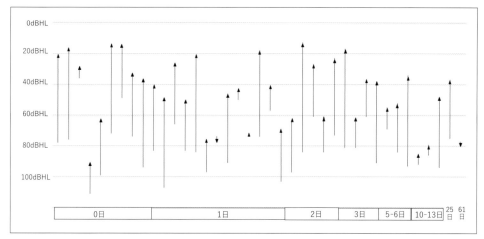

図 3. 増悪確認から手術までの日数と聴力改善成績(5周波数平均)

表 2. 聴力回復の判定基準

治　癒：	① 250, 500, 1000, 2000, 4000 Hz の聴力レベルが 20 dB 以内に戻ったもの ② 健側聴力が安定と考えられれば，患側がそれと同程度まで改善したとき
著明改善：	上記 5 周波数の算術平均値が 30 dB 以上改善したとき
回　復：	上記 5 周波数の算術平均値が 10～30 dB 未満改善したとき
不　変：	同じくこの値が 10 dB 未満の変化の時

(厚生労働省急性高度難聴調査研究班)

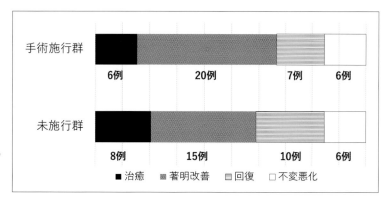

図 4. 手術施行群と未施行群の聴力改善成績

2．手術までの経過

発症後難聴増悪確認までの日数は 1～30 日，平均 5.9 日，中央値 4.0 日であった．発症後 3 日以内に増悪が確認された症例が 10 例あった．増悪確認から手術までの日数は 0～61 日(図3)，平均 4.4 日，中央値 1.0 日であった．

3．CTP 陽性率

CTP 検査の結果は 34 例中，陽性が 21 例(61.8%)・中間値 11 例(32.4%)・陰性 2 例(5.9%)と高い陽性率を示し(図1)，陰性は 2 例のみであった．中間値の扱いに関しては議論が分かれるものの，これを外リンパ瘻の強い疑い(擬陽性)とした場合には，34 例中 32 例(94.1%)とほぼ全例

が疑い以上に該当した．

4．治療効果・予後

手術直前と固定時の聴力とを比較して聴力改善成績を評価した．突発性難聴の聴力改善基準(表2)に準じると，39 例中 治癒：著明改善：回復：不変＝6：20：7：6 であり，有効率(治癒～著明改善)66.7%，回復率(治癒～回復)84.6%であった．

内耳窓閉鎖術の効果を検証する目的で，聴力増悪の基準を満たしたが手術を施行しなかった 39 例に関しても検討した．こちらは治癒：著明改善：回復：不変＝8：15：10：6 であり，有効率 59.0%，回復率 84.6%であった(図4)．

考　察

1．急性感音性難聴発症後の聴力変動について

発症後に難聴が増悪・変動する症例に関して，角田ら[3]は54例中15例（27.8%），立木ら[4]は39例中9例（23.1%），福本ら[2]は95例中22例（23.2%）と報告している．自験例では246症例中78例（31.7%）とやや高い割合となった．原因としては，当科の増悪基準が「隣り合う2周波数以上で，それぞれ15 dB以上の気導閾値上昇を満たすもの」であり，5分法の平均閾値では上昇していない症例も含まれるなど他の報告よりも対象が広くなっている可能性がある．また，近年では千葉県内他病院からの紹介症例が増えており，これらの要因が関係していると思われた．

福本らは難聴増悪の原因として，ステロイド依存性難聴，外リンパ瘻，原因不明などに分類している[2]．当科の検討ではOMAAVに代表される自己免疫異常が関与した難聴は母集団から除外した．今回増悪・変動がみられた78例中34例でCTP検査が施行され高い陽性率を示したことから，外リンパ瘻はもっとも重要な鑑別診断と考えるべきである．松田らはCTP陽性例137例中約半数に聴力の変動・進行を認めた[5]と述べ，新藤らも進行性・変動性の経過を示す場合には外リンパ瘻を疑う[6]，としている．

2．急性感音性難聴として発症した外リンパ瘻の臨床像

1）発症契機など

難聴が増悪し内耳窓閉鎖術を受けた39例中，誘因が明らかなものは3例（カテゴリー3：部活で大声・鼻かみ・重量物持ち上げ）のみであり，他の36例はすべてカテゴリー4（idiopathic）であった．詳細な問診はもちろん重要であるが，明らかな誘因を有さない外リンパ瘻症例が突発性難聴として多数取り扱われている現状は認識すべきである．佐々木らは急性感音性難聴62例にCTP検査を行い，19%が陽性であったと報告している[7]．

また，外リンパ瘻に特徴的とされる徴候は，水流音2例・pop音1例・瘻孔現象2例・pop音＋瘻孔現象1例と合計6例（15.4%）でみられた．松田らはCTP陽性137例中，流水様耳鳴を21例（15.3%）に認め重要な所見と述べている[5]．出現頻度は低いものの，これらの徴候も診断には有用である．

2）めまいの有無

発症時のめまいは20例（51.3%）に認められた．新藤ら[6]は突発性難聴自験例400例でめまいを認めた割合は3割だが，特発性外リンパ瘻では7割と報告し，外リンパ瘻が前庭機能に及ぼす影響は大きいと述べている．

3）内耳症状の既往と聴力経過

39例中30例は初発の急性感音性難聴として発症し，8例にはめまいと患側蝸牛症状の既往が，1例に患側難聴の既往がみられた．

外リンパ瘻の20%はメニエール病と類似の症状を呈すると報告されており[8]，当科での検討と一致する．当科の症例は，当初メニエール病の急性増悪として加療したが，低音域のみならず中高音域でも著明な閾値上昇を示したり，日単位で極端な変動がみられたため外リンパ瘻と考え内耳窓閉鎖術を施行した．CTPは検査が施行された6例中5例が陽性，1例が中間値であった．福嶋らは外リンパ瘻とメニエール病の鑑別ポイントとして，病歴問診・経時的な難聴増悪・患側下頭位でのめまいや眼振増悪・瘻孔現象を挙げている[9]．

発症後難聴増悪確認までの日数は1〜30日，平均5.9日，中央値4.0日であった．発症後3日以内に増悪が確認された症例が10例（25.6%）あり，CTP値は陽性7例，中間値3例であった．突発性難聴の診断基準（表3）に，「純音聴力検査での隣り合う3周波数で各30 dB以上の難聴が72時間以内に生じた」との文言があるが，発症3日以内に難聴が増悪する外リンパ瘻が相当数存在することが示された．

3．CTP陽性率

小林ら[10]は外リンパ瘻疑い症例29耳にCTP検査を施行し，陽性17%・中間値24%・陰性59%と報告している．また中野ら[11]は，125耳にCTP

表 3. 突発性難聴　診断基準

主症状
1. 突然発症
2. 高度感音難聴
3. 原因不明

参考事項
1. 難聴(純音聴力検査で隣り合う 3 周波数で各 30 dB 以上の難聴が 72 時間以内に生じた)
   (1) 急性低音障害型感音難聴と診断される例を除外する
   (2) 他覚的聴力検査またはそれに相当する検査で機能性難聴を除外する
   (3) 文字どおり即時的難聴，または朝，目が覚めて気づくような難聴が多いが，数日をかけて悪化する例もある
   (4) 難聴の改善・悪化の繰り返しはない
   (5) 一側性の場合が多いが，両側性に同時罹患する例もある
2. 耳鳴
   難聴の発生と前後して耳鳴を生ずることがある
3. めまい，および吐気・嘔吐
   難聴の発生と前後してめまい，および吐気・嘔吐を伴うことがあるが，めまい発作を繰り返すことはない
4. 第 8 脳神経以外に顕著な神経症状を伴うことはない

診断の基準：主症状の全事項を満たすもの

(厚生省特定疾患「突発性難聴調査研究班」, 1973 年)
(厚生労働省「難治性聴覚障害に関する調査研究班」, 2015 年改訂)

表 4. CTP 陽性率

	CTP 陽性		CTP 中間値		CTP 陰性	
小林ら[10]　(29 耳)	5 耳	17%	7 耳	24%	17 耳	59%
中野ら[11]　(125 耳)	4 耳	3%	2 耳	2%	119 耳	95%
自験例　　(34 耳)	21 耳	61.8%	11 耳	32.4%	2 耳	5.9%

表 5. 内耳窓閉鎖術後の聴力改善成績

	有効率 (治癒＋著明改善)	回復率 (治癒＋著明改善＋回復)
千原ら[13]	14.3%	35.7%
櫟原ら[14]	21.4%	50%
岸本ら[12]		33%
自験例	68.3%	83.3%

検査を行い，陽性 3%・中間値 2%と述べている．

当科の CTP 検査結果は 34 例中陽性 21 例(61.8%)・中間値 11 例(32.4%)・陰性 2 例(5.9%)と，これら諸家の報告と比較して陽性率が極めて高い(表 4)．急性感音性難聴を母集団とし，「隣り合う 2 周波数以上で，それぞれ 15 dB 以上の気導閾値上昇を満たすもの」という基準で抽出された症例は，高い確率で外リンパ瘻であることが明らかとなった．

一方，前述の論文[10][11]では鼓膜切開による CTP 検体採取を行っている．当科症例は内耳窓閉鎖術の術中採取であり，ここにバイアスが生じる可能性は否めない．当科でも鼓膜切開で採取した CTP 検体では陰性が多く，手技の問題で陽性率が左右されるのか，今後の検討課題である．

4．聴力改善成績

自験例 39 例における術後の聴力改善成績は，治癒：著明改善：回復：不変＝6：20：7：6　であり，有効率(治癒〜著明改善)66.7%，回復率(治癒〜回復)84.6%であった．

外リンパ瘻に対する手術治療の有用性に関してはいくつかの報告がみられる．岸本ら[12]は 18 例 19 耳に内耳窓閉鎖術を施行し，10 dB 以上の改善(回復率)が 18 耳中 6 例(33%)で得られたと報告している．また，千原ら[13]は難聴耳 14 例に手術を施行し，有効率 14.3%，回復率 35.7%と述べている．加えて会議録ではあるが，櫟原ら[14]は内耳窓閉鎖術を施行し聴力が評価できた 28 例中，有効率 21.4%，回復率 50%と報告している．いずれの文献でも治療成績の向上には早期の手術が望ましいとの記載が共通している[12]〜[14]．

当科の手術成績は諸家と比較して良好であった(表 5)．自験例では難聴増悪確認から手術までの日数が平均 4.4 日，中央値 1.0 日と既報に比べて短いことが大きな要因と考える．加えて本研究は急性感音性難聴として発症した症例のみを対象としているため，既報のようにめまいを主訴とした症例を含む母集団と比較すると，聴力改善成績は

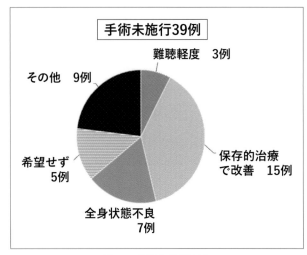

図 5. 手術未施行理由

良好になると考察した.

　図3に手術までの日数と聴力改善の関係をグラフにして示した. 早期の手術ほど治療成績がよくみえるが, 概ね6日目までは効果が期待できる印象である. 一方, Grade 4に関しては早期に手術しても治療効果は限定的であり, 聴力閾値が5分法で90dB未満のうちに内耳窓を閉鎖する意義は大きいと思われた.

　一方, 自験例のうち難聴の増悪を認めたが手術が施行されなかった症例が39例あった. この群の保存的治療による聴力改善成績は治癒:著明改善:回復:不変悪化=8:15:10:6, 有効率59.0%, 回復率84.6%であり, 手術施行群と大きな差は見出せなかった(図4). しかしながら, 手術に至らなかった理由を詳細に検討すると, 難聴が軽度で勧めず:3例(7.7%), 保存的治療で改善あり:15例(38.5%), 全身状態不良:7例(17.9%), 患者が希望せず:5例(12.8%), その他:9例(23.1%)であった(図5). このように手術が選択される際に大きなバイアスが発生しているため, 後方視的な解析には限界があると言わざるを得ない.

まとめ

　1) 片側の急性感音性難聴246例のうち, 78例(31.7%)が発症後に増悪(隣り合う2周波数以上で, それぞれ15dB以上の気導閾値上昇)していた. このうち39例に対して内耳窓閉鎖術と術中のCTP検体採取を行った.

　2) CTP検査結果は陽性61.8%・中間値32.4%・陰性5.9%と高い陽性率を示した. 39例中カテゴリー3が3例のみで, カテゴリー4(idiopathic)が36例と大半を占めた. 突発性難聴として扱われる症例の中に, 明らかな誘因をもたない外リンパ瘻が多数存在することが示された.

　3) 内耳窓閉鎖術の聴力改善成績は, 治癒:著明改善:回復:不変=6:20:7:6であり, 有効率(治癒〜著明改善)66.7%, 回復率(治癒〜回復)84.6%と諸家の報告よりも良好であった. 早期の手術が有効と考えたが, 保存的治療群との比較では大きな差を認めず, 後方視的解析の限界と思われた.

文　献

1) 根本俊光, 福井淳平, 平野美聡ほか:外リンパ瘻確定症例に関する術前聴力変動の検討. 日耳鼻会報, 126(4):559, 2023.
　Summary　急性感音性難聴として発症・増悪した外リンパ瘻確定25例中カテゴリー4が23例を占めた. 6例は発症後72時間以内に増悪した.

2) 福本一郎, 根本俊光, 佃　朋子ほか:治療中に聴力の変動, 悪化が見られた急性感音性難聴の検討. 日耳鼻会報, 118:201-205, 2015.
　Summary　急性感音性難聴95例中22例(23.2%)が発症後増悪した. ステロイド依存性難聴や外リンパ瘻などが含まれる.

3) 角田保男, 大河内幸男, 大谷　巖:初診後も聴力が変動悪化した突発性難聴症例. 耳鼻臨床, 補68:88-92, 1993.

4) 立木　孝, 村井和夫, 宍戸　潔ほか:初診後も聴力悪化を認めた突発性難聴症例についての検討. 急性高度難聴調査研究班平成3年度研究業績報告:69-72, 1992.

5) 松田　帆, 北原智康, 丹沢泰彦ほか:CTP陽性137例の臨床所見. 日耳鼻会報, 126(4):559, 2023.
　Summary　CTP陽性137例中, 発症の誘因があった症例が57例, なかった例が80例. 全体の約半数で難聴の変動・進行を認めた.

6) 新藤　晋, 池園哲郎:外リンパ瘻. MB ENT, 136:8-13, 2012.

Summary 特発性外リンパ瘻の7割にめまいを認めた. 突発性難聴400例では3割であり, 外リンパ瘻が前庭機能に及ぼす影響は大きい.

7) 佐々木　亮, 武田育子, 松原　篤ほか：原因不明の急性感音性難聴症例における CTP 陽性率の年齢別検討. Otol Jpn, **26**：277, 2016.

8) 深谷　卓, 野村恭也：外リンパ瘻：メニエール病との鑑別診断. 日耳鼻会報, **93**：2009-2013, 1990.

9) 福嶋宗久, 北原　糺：外リンパ瘻と内リンパ水腫. 耳喉頭頸, **88**(10)：751-757, 2016.

10) 小林泰輔, 池園哲郎, 松田　帆ほか：外リンパ瘻が疑われた症例の経過と CTP 値. Otol Jpn, **27**(3)：185-192, 2017.

11) 中野光花, 篠原　宏, 清水啓成ほか：125 耳の cochlin-tomoprotein(CTP)検査陽性率. Otol Jpn, **31**(4)：465-471, 2021.

12) 岸本逸平, 内藤　泰, 藤原敬三ほか：当科における外リンパ瘻手術症例の臨床的検討. Equilibrium Res, **72**(2)：107-111, 2013.

13) 千原康裕, 中西わか子, 藤城芳徳ほか：外リンパ瘻に対する手術治療の検討. Otol Jpn, **15**(2)：145-150, 2005.

14) 櫟原崇宏, 萩森伸一, 森　京子ほか：内耳窓閉鎖術を施行した外リンパ瘻確実例および疑い例の術後経過. Otol Jpn, **24**(4)：524, 2014.

◆特集・どう見分ける？外リンパ瘻

症状から考える外リンパ瘻
4）慢性めまい

前田幸英*

Abstract 外リンパ瘻の臨床症状としては，慢性のめまい・平衡障害を呈することもある．慢性めまいの患者で，頭部打撲や圧外傷の誘因のあとに慢性のふらつき・平衡障害をきたした場合は外リンパ瘻を疑わせる．特に誘因がなくとも，慢性のふらつき・平衡障害に変動増悪する難聴を伴う場合は外リンパ瘻を疑わせる．このような症例で，左右の耳の患側が明らかであればCTP検査を行うことが推奨される．この場合，問題となることが多い鑑別疾患は，持続性知覚性姿勢誘発めまい，メニエール病，前庭性片頭痛，一側性前庭障害の代償不全，難治性の良性発作性頭位めまい症などである．一般に外リンパ瘻に対する手術治療は，発症後早期に行ったほうが予後がよいが，数週間〜数年以上続く慢性めまいに対しても，手術治療は有効である．外リンパ瘻閉鎖術を行ったあと，めまい症状は1週間以内に改善することも多い．このように外リンパ瘻による慢性めまいを適切に診断すれば，手術治療による改善につながる．

Key words 外リンパ瘻(perilymphatic fistula)，慢性めまい(chronic dizziness and vertigo)，持続性知覚性姿勢誘発めまい(persistent postual-perceptual dizziness)，メニエール病(Ménière's disease)，前庭性片頭痛(vestibular migraine)，外リンパ瘻閉鎖術(perilymphatic fistula repair surgery)

外リンパ瘻による慢性めまい

近年の外リンパ瘻の診断については，中耳から外リンパ液に特異的な蛋白質(Cochlin-tomoprotein：CTP)を検出する検査が開発された．めまい・難聴患者でこの検査を行うことにより，外リンパ瘻は従来考えられていたよりも頻繁にみられる疾患であることが明らかになってきた[1]．外リンパ瘻の臨床像としては，一般に頭部打撲や圧外傷などに続いて起こる急性のめまい・難聴が考えやすいため，慢性のめまいを呈する患者でCTP検査が行われることは比較的少ない．しかしながら，これまでに出版された文献を検討すれば，実際には外リンパ瘻により慢性めまいを呈することは多く，手術治療による改善も望めるということが述べられている．慢性めまいの診断では，頭部外傷や圧外傷の誘因のあとに慢性のふらつき・平衡障害をきたした場合は外リンパ瘻を疑わせる．特に誘因がなくとも，慢性のふらつき・平衡障害に変動増悪する難聴を伴う場合は外リンパ瘻を疑わせる．このような症状があり，左右どちらの耳が患側か推測できればCTP検査を行うことが推奨され，CTP検査が陽性であれば外リンパ瘻閉鎖術を行う根拠となる．なお，CTP陰性であっても外リンパ瘻が否定されるわけではない．

外リンパ瘻による慢性めまいの臨床像

埼玉医科大学耳鼻咽喉科・神経耳科では，慢性めまいの患者のめまい自覚症状をDizziness Handicap Inventoryの問診票で定量評価し，立位歩行・体動・視覚刺激によるめまい誘発をNiigata PPPD Questionnaireで評価している．また，めま

---

* Maeda Yukihide，〒350-0495　埼玉県入間郡毛呂山町毛呂本郷38　埼玉医科大学病院耳鼻咽喉科・神経耳科，講師

64

表 1. 持続性知覚性姿勢誘発めまい(Persistent Postual-Perceptual Dizziness：PPPD)の診断基準

PPPD は以下の基準 A～E で定義される慢性の前庭症状を呈する疾患である．診断には 5 つの基準すべてを満たすことが必要である．

A．浮動感，不安定感，非回転性めまいのうち一つ以上が，3 ヶ月以上にわたってほとんど毎日存在する．
　1．症状は長い時間(時間単位)持続するが，症状の強さに増悪・軽減がみられることがある．
　2．症状は 1 日中持続的に存在するとはかぎらない．
B．持続性の症状を引き起こす特異的な誘因はないが，以下の 3 つの因子で増悪する．
　1．立位姿勢．
　2．特定の方向や頭位に限らない能動的あるいは受動的な動き．
　3．動いているもの，あるいは複雑な視覚パターンを見たとき．
C．この疾患は，めまい，浮動感，不安定感を引き起こす病態，あるいは急性・発作性・慢性の前庭疾患，他の神経学的・内科的疾患，心理的ストレスによる平衡障害が先行して発症する．
　1．急性または発作性の病態が先行する場合は，その先行病態が回復するにつれて症状は基準 A のパターンに定着する．しかし，症状は初めに間欠的に生じ，持続性の経過へと固定していくことがある．
　2．慢性の疾患が先行する場合は，症状は緩徐に進行し，次第に悪化していくことがある．
D．症状は，顕著な苦痛あるいは機能障害を引き起こしている．
E．症状は，他の疾患や障害ではうまく説明できない．

(日本めまい平衡医学会 2017 年)

いに伴う不安や鬱を Hospital Anxiety and Depression Scale で評価している．体動刺激中の平衡障害の評価にはジェレミーサイドステップテストも用いている．こういった慢性めまいを主訴とする患者に次のような臨床像があれば，外リンパ瘻閉鎖術の適応であると提唱している．① めまい発症前に外傷や外因性・内因性の圧外傷のエピソードがある．② めまいの発症・悪化に突発性・変動性・進行性の難聴を伴う．これらの症例で慢性のめまいとは，回転性めまいのこともあるが，多くは長期間にわたって持続するふらつき・平衡障害である．病歴聴取上で外リンパ瘻を疑わせるエピソードとしては，発症時にはじけるような音(pop 音)が聞こえたり，水が流れるような耳鳴が聞こえることがある．身体症状としては，非注視下の眼振が認められ経過中に変化することがある．眼振は健側向きのことも，患側向きのこともあり，CCD カメラ下に頭位・頭位変換眼振や頭振眼振を認める．また，外耳道をブリューニング耳鏡で加圧することによるめまい感や眼振を認めることもある(瘻孔症状)．以上のように外傷や外因性・内因性の圧外傷の誘因の有無にかかわらず，慢性めまいに突発性・変動性・進行性の難聴を伴う場合には外リンパ瘻が疑われ，眼振や瘻孔症状も参考として診断する．左右どちらの耳が罹患しているかの推定が可能であれば CTP 検査を行い，CTP 陽性であれば外リンパ瘻と診断する根拠となる．

外リンパ瘻との鑑別を要する慢性めまい疾患

慢性のめまいは日常診療で頻繁に遭遇する症状であり，外リンパ瘻以外にも多くの鑑別疾患が考えられる．外リンパ瘻との鑑別を要する慢性めまい疾患には，下記のような疾患が挙げられる．外リンパ瘻との鑑別が必要になることが特に多い疾患については，診断基準を表 1～4 に記した．

1．持続性知覚性姿勢誘発めまい(persistent postual-perceptual dizziness：PPPD)

発作性の前庭障害を呈する疾患(前庭神経炎・突発性難聴・良性発作性頭位めまい症・メニエール病など)や精神疾患・内科的疾患のめまいを契機として，3 か月以上続く浮動感，不安定感，非回転性めまいを呈する．立位・歩行・能動運動・受動運動・視覚刺激により症状が増悪する．PPPD は単独で存在する場合も，他の前庭疾患と併存することもある．外リンパ瘻による平衡障害は，回転性めまいあるいは自分の体や外界が動く感覚ではなく，慢性の浮動感・不安定感であることも多い．したがって，当疾患と外リンパ瘻の鑑別はしばしば問題となる．また，メニエール病などのめまい発作のあと，PPPD を発症することがある．このような際には，立位・歩行・能動運動・受動運動・視覚刺激による誘発が明らかであれば，PPPD の可能性が高い．同様の理由で，PPPD は多くの場合，午前中よりも午後に，刺激を受け

表 2. メニエール病（Meniere's disease）診断基準

A．症状
1．めまい発作を反復する．めまいは誘因なく発症し，持続時間は 10 分程度から数時間程度．
2．めまい発作に伴って難聴，耳鳴，耳閉感などの聴覚症状が変動する．
3．第Ⅷ脳神経以外の神経症状がない．

B．検査所見
1．純音聴力検査において感音難聴を認め，初期にはめまい発作に関連して聴力レベルの変動を認める．
2．平衡機能検査においてめまい発作に関連して水平性または水平回旋混合性眼振や体平衡障害などの内耳前庭障害の所見を認める．
3．神経学的検査においてめまいに関連する第Ⅷ脳神経以外の障害を認めない．
4．メニエール病と類似した難聴を伴うめまいを呈する内耳・後迷路性疾患，小脳，脳幹を中心とした中枢性疾患など，原因既知の疾患を除外できる．
5．聴覚症状のある耳に造影 MRI で内リンパ水腫を認める．

診断
メニエール病確定診断例（Certain Meniere's disease）
　A．症状の 3 項目を満たし，B．検査所見の 5 項目を満たしたもの．
メニエール病確実例（Definite Meniere's disease）
　A．症状の 3 項目を満たし，B．検査所見の 1〜4 の項目を満たしたもの．
メニエール病疑い例（Probable Meniere's disease）
　A．症状の 3 項目を満たしたもの．

（日本めまい平衡医学会 2017 年）

表 3. メニエール病非定型例（前庭型）（Vestibular type of atypical Meniere's disease）の診断基準

A．症状
1．メニエール病確実例に類似しためまい発作を反復する．一側または両側の難聴などの聴覚症状を合併している場合があるが，この聴覚症状は固定性でめまい発作に関連して変動しない．
2．第Ⅷ脳神経以外の神経症状がない．

B．検査所見
1．平衡機能検査においてめまい発作に関連して水平性または水平回旋混合性眼振や体平衡障害などの内耳前庭障害の所見を認める．
2．神経学的検査においてめまいに関連する第Ⅷ脳神経以外の障害を認めない．
3．メニエール病と類似しためまいを呈する内耳・後迷路性疾患，小脳，脳幹を中心とした中枢性疾患など，原因既知の疾患を除外できる．

診断
メニエール病非定型例（前庭型）確実例（Definite vestibular type of atypical Meniere's disease）
A．症状の 2 項目を満たし，B．検査所見の 3 項目を満たしたもの．

診断にあたっての注意事項
メニエール病非定型例（前庭型）は，内リンパ水腫以外の病態による反復性めまい症との鑑別が困難な場合が多い．めまい発作の反復の状況，めまいに関連して変動しない難聴などの聴覚症状を合併する症例ではその状態などを慎重に評価し，内リンパ水腫による反復性めまいの可能性が高いと判断された場合にメニエール病非定型例（前庭型）と診断する．

（日本めまい平衡医学会 2017 年）

たあとに増悪する．

2．メニエール病（Ménière's disease）

メニエール病の臨床像は，反復するめまい発作とそれに随伴する変動性難聴である．これらの症状と眼振・平衡障害の所見に加え，他の神経性疾患が除外されていれば，臨床的にメニエール病と診断される．めまい発作の持続時間は10分程度〜数時間程度であるが，発作間歇期にも慢性のふらつき・平衡障害が持続することもある．そのような場合には外リンパ瘻による慢性めまいとの鑑別が重要になる．また，日本めまい平衡医学会のメニエール病診断基準では，内リンパ水腫造影MRIで前庭・蝸牛の内リンパ水腫が示されれば確定診断となるが，臨床の場ではそのようなMRI所見が示され，慢性のふらつき・平衡障害が持続する例も多い．さらに，聴覚の症状を伴わずMRIでの水腫所見に伴って慢性のふらつき・平衡障害のみが持続する場合もある．以上のように，外リンパ瘻とメニエール病，PPPDによる慢性めまいは臨床で遭遇する頻度も高く，その鑑別はしばしば問題

表 4. 前庭性片頭痛（Vestibular Migraine）の診断基準

1. 前庭性片頭痛（vestibular migraine）
　A. 少なくとも 5 回の中等度から重度の前庭症状の発作が 5 分から 72 時間続く．
　B. 現在あるいは過去に ICHD（International Classification of Headache Disorders, 国際頭痛分類）の前兆のない片頭痛あるいは前兆のある片頭痛の診断基準を満たした頭痛がある．
　C. 前庭発作の少なくとも 50% に次の一つ以上の片頭痛兆候がある．
　　・次のうちの二つ以上の特徴を持つ頭痛．片側性，拍動性，中等度から重度の痛みの強さ，日常動作による痛みの増悪
　　・光過敏と音過敏
　　・視覚性前兆
　D. 他の前庭疾患や ICHD の診断基準にあてはまらない．
2. 前庭性片頭痛疑い（probable vestibular migraine）
　A. 少なくとも 5 回の中等度から重度の前庭症状の発作が 5 分から 72 時間続く．
　B. 前庭性片頭痛の診断基準の B または C のうち一つのみ該当する（片頭痛既往または発作中の片頭痛兆候）．
　C. 他の前庭疾患や ICHD の診断基準にあてはまらない．

（バラニー学会 2012 年）

となり判断が難しい．外リンパ瘻とメニエール病の鑑別の一つのポイントは聴力型である．メニエール病の感音難聴は低音障害型であることが多いが，外リンパ瘻の難聴は低音障害型であることは少ない．したがって，変動性のふらつき・平衡障害に変動・進行する難聴を伴い，難聴が高音漸傾型ないし高音障害型である場合は外リンパ瘻の可能性が高い．

3. 前庭性片頭痛（vestibular migraine）

前庭性片頭痛では，片頭痛に伴って前庭症状（めまい）が経験される．めまい発作の持続時間は 5 分～72 時間と幅があり，自己あるいは外界が動くような感覚を伴うめまい（バラニー学会による定義での vertigo）のことも，疑似運動感覚を伴わない浮動感（バラニー学会による定義での dizziness）のこともある．視覚性前兆（きらきらしたあるいはジグザクの線が見える）や音過敏（音によって誘発される不快現象）が頭痛に伴うようであれば，前庭性片頭痛の可能性が高く，片頭痛に伴うめまいのエピソードが 5 回以上経験されれば，前庭性片頭痛と診断される．片頭痛が起こるのは，前庭症状の前・中・後のいずれであってもよい．前庭性片頭痛は一般人口の 1% に存在し，めまい外来を受診する患者の 11% を占めるという集計がある[2]．日常臨床で頻繁に遭遇するめまい疾患であるので，外リンパ瘻との鑑別は重要である．

4. 一側性前庭障害後の代償不全

突発性難聴や前庭神経炎などによる急性前庭障害のあとで前庭機能に代償不全が残ると，患者は慢性のふらつき・平衡障害を経験する．このようなふらつき・平衡障害は体動による刺激で増悪する．我々の経験では，外リンパ瘻によるふらつき・平衡障害も体動による刺激で増悪し，これら 2 者の鑑別も必要になることが多い．一側性前庭障害後の代償不全はビデオヘッドインパルス検査やカロリックテストで診断することが可能である．

5. 良性発作性頭位めまい症（benign paroxysmal positional vertigo：BPPV）

頭位変換に伴って，次第に増強・減衰する一過性のめまいを呈する疾患である．めまいは回転性ないし動揺性で，持続時間は通常数秒～数十秒である．BPPV は通常急性のめまいに分類されるが，難治性で症状が反復する場合には，問診の際に患者が "めまいが長く続く" など，慢性のめまいとして表現することがあり注意が必要である．BPPV に対しては頭位治療（浮遊耳石置換法）が行われる．頭位治療には，後半規管型 BPPV に対する Epley 法や，外側半規管型 BPPV に対する Gufoni 法がある．頭位治療を行なわなくても BPPV は 1 か月以内で自然治癒することが多いが，高齢者などでは 1 か月以上続き，慢性のめまいとして扱われることがある．また，体動による刺激でふらつき・平衡障害が誘発される点も，外リンパ瘻によるふらつき・平衡障害と同じである．BPPV に特有の頭位変換眼振所見を認めれば，同疾患であることを確認できる．

表 5. めまいを主訴とする外リンパ瘻症例の手術適応基準

1．前庭症状の発症前に外傷や圧外傷の既往がある
2．思い当たる誘因がない idiopathic 例であっても下記いずれかに該当するもの
（ア）前庭症状の発症または悪化の際に，突発性，変動性，進行性の難聴を伴っている
（イ）持続する前庭症状（平衡障害，不安定感，姿勢の不安定性，ふらつき）がある
※めまい症状が立位や歩行，加速度刺激で悪化する（仰臥位，安静時に改善する傾向がある）
3．手術前に CTP 検査が陽性であったもの
4．画像診断で迷路気腫を認めたもの

6．両側性前庭障害

両側性前庭障害は加齢性変化，遺伝性疾患，耳毒性薬物，メニエール病などの原因によるものを含むが，慢性めまいを呈する病態として典型的なので，外リンパ瘻の鑑別疾患に挙げる．両側性前庭障害による慢性のめまいは，立位・歩行時のふらつきであるが，暗い場所や・平坦でない場所に出たとき，また頭位運動に伴って増悪する．さらに，体動に伴って視野がぶれる（oscillopsia）という症状を伴うこともある．座位や仰臥位ではめまいは起こらない．その頻度は 10 万人に 28～81 人と報告されており比較的稀な病態とされるが，これらの集計には診断が難しいことが影響しており，実際の患者数はもっと多いのではないかともいわれている．両側性前庭障害と診断するためには，回転椅子検査・カロリックテスト・ビデオヘッドインパルス検査のいずれかで半規管機能の低下を示す必要がある．近年普及したビデオヘッドインパルス検査では，外来で数分間の検査で半規管機能の低下を検出することができる．したがって，今後当検査の普及により，両側性前庭障害はより一般的な病態となることが考えられる．ビデオヘッドインパルス検査では前述の臨床症状に加えて，両側の Vestibulo-Ocular Reflex ゲインが 0.6 以下であれば，両側性前庭障害と診断される．

7．起立性低血圧

起立性低血圧によるめまいは内耳障害によるめまいではないが，日常臨床でみられる頻度は高い．起立性低血圧によるめまいは，自己あるいは外界が動くような感覚を伴うめまい（バラニー学会による定義での vertigo）のことも，疑似運動感覚を伴わない浮動感（バラニー学会による定義での dizziness）のこともある．座位・仰臥位から立位になった際や立位を保持した状態でめまいが起こり，座位・仰臥位をとるとめまいが軽減される．5 分以上仰臥位をとらせてから起立後 3 分以内に収縮期血圧が 20 mmHg 以上低下するか，拡張期血圧が 10 mmHg 以上低下した場合に起立性低血圧と診断される．起立性低血圧も体動に伴って誘発される慢性めまいであるが，この場合は仰臥位から起き上がった際にめまいを経験する．座位・立位から仰臥位になった際にめまいが誘発されるようであれば，BPPV がもっとも疑わしく，外リンパ瘻も鑑別疾患に挙がる．

外リンパ瘻に対する手術治療の適応基準

これまでに述べたような臨床症状を呈し，外リンパ瘻が強く疑われる症例では，手術治療も行われる．埼玉医科大学と協力施設での経験に基づき作成しためまいを主訴とする外リンパ瘻の手術適応基準と，難聴を主訴とする外リンパ瘻の手術適応基準を表 5，6 に示す．表 5 にも示されているように，慢性の平衡障害，不安定感，姿勢の不安定性，ふらつきを呈する症例で，CTP 検査結果が陽性である場合も外リンパ瘻閉鎖術の適応となる．

外リンパ瘻発症から治療までの期間と手術成績

一般に外リンパ瘻の手術治療によるめまいの改善は，発症後早い時期に治療したほうが成績がよい．たとえば，瀬尾らの外リンパ瘻症例では，手術までの期間が 14 日以内の者は 11 例中 10 例でめまいは消失したが，14 日を超えた者では 4 例中 2 例と，半数にめまいが残った[3]．一方，外リンパ瘻の手術治療による聴力の改善も，やはり発症後早い時期に治療したほうが成績がよい．聴力レベルについては定量的に検討することが比較的容易なため，複数の報告がみられる．Ahn らの圧外傷

表 6. 難聴を主訴とする外リンパ瘻症例の手術適応基準

1. 突発性難聴の臨床像に加えて,
   (ア) 過去に頭部外傷や耳の手術などの病歴があるもの
   (イ) 内因性または外因性の圧外傷の既往があるもの
2. 思い当たる誘因がない idiopathic 例であっても下記いずれかに該当するもの
   (ア) 急性の難聴があり, その後徐々に進行するいわゆる slow type の突発性難聴
   (イ) 高齢者の突発性難聴
   (ウ) 進行性・変動性・再発性難聴
3. 頭部外傷や交通外傷・圧外傷を契機に発症し下記のいずれかに該当する
   (ア) 難聴が進行・変動する
   (イ) めまい症状が立位や歩行, 加速度刺激で悪化する(仰臥位, 安静時に改善する傾向がある)
4. 手術前に CTP 検査が陽性であったもの
5. 画像診断で迷路気腫を認めたもの

による外リンパ瘻症例(術中所見で外リンパ瘻が確認された 19 症例)では, 術前後の聴力改善の幅は, 発症から手術までの期間に逆相関した(スピアマンの順位相関係数:−0.511; $P=0.025$)[4]. 松田らの報告では術後に 10 dB 以上聴力が改善したものの術前病悩期間(中間値 27 日間)は, そうでないもの(中間値 167 日)よりも有意に短かった[5]. また, Park らの圧外傷後の外リンパ瘻疑い症例では, 受傷後 10 日以内に手術を行った場合57.1%(7 例中 4 例)で聴力は実用的なレベルに戻った. 10 日以降に手術を行った場合は 33.3%であった(3 例中 1 例)[6]. 瀬尾らの外リンパ瘻症例では, 14 日以内に手術を行ったものでは 11 例中 9 例(81.8%)に 10 dB 以上の改善がみられ, 6 例(66.7%)では 30 dB 以上の改善を認めた. 14 日以降に手術を行った 4 例のうち, 10 dB 以上の改善を認めたものは 1 例のみであった[3]. 総合すると, 外リンパ瘻では発症 2 週間以内に手術を行ったほうが, めまい・難聴ともに予後はよいと考えられる.

外リンパ瘻による慢性めまいの治療成績

前述したように外リンパ瘻の手術治療によるめまいの改善は, 発症後早い時期のほうが成績がよい. しかしながら, 埼玉医科大学病院耳鼻咽喉科・神経耳科ではこれまでに, 発症後に長く平衡障害が続いた症例でも手術治療のあとでめまいが速やかに改善した症例を多く経験した. 埼玉医科大学で経験し, 発症後 15 日以上経過して手術治療を行った 17 人の患者のうち, 14 人は術後 1 週間以内にめまいが改善した. 発症後 3 か月以上経過して手術治療を行った症例も 11 人あったが, その

うち 9 人はやはり術後 1 週間以内にめまいが改善した. また, これら 11 人の主訴は全員が慢性のふらつきであり, 回転性めまいを伴っていたのは 3 人であった. これらの症例では, めまいの自覚症状(DHI スコア)も有意に減少した[5]. 極めて長期にわたってめまい症状が持続した例としては, 松田らは 15 年間鼻かみ後の回転性めまいを反復したあと, 急性増悪後に手術治療での改善をみた症例を報告している[7]. 当症例(32 歳, 女性)では, 鼻かみ後の回転性めまいの反復が 17 歳時より続いた. 32 歳時に鼻かみ後に回転性めまい・難聴が急性増悪した. めまい増悪時には, 右高度混合性難聴と, 左向き水平回旋混合性眼振や側頭骨 CT での迷路内気腫を認めた. 急性増悪 17 日後に外リンパ瘻閉鎖術を行い, 術中所見でアブミ骨底板の瘻孔と, 外リンパ液の漏出を確認し, CTP 検査も陽性であった. そして, 手術直後よりめまいは消失した. 病歴に頭部の打撲や外傷はなく, アブミ骨底板の瘻孔は奇形によるものと推察された. またAhn らも, 術中所見で外リンパ瘻と確認された圧外傷症例 18 例を検討し, 97.4%(17 例)では手術直後から自覚的めまいが改善したとしている. 埼玉医科大学の池園らはこのような急速な治療効果を説明する外リンパ瘻の病態仮説として, 外リンパ瘻による内耳圧平衡の乱れで卵形嚢の運動性が増加するという「hyperactive utricular movement」説を新たに提唱している.

また, 発症後に長期間経過した外リンパ瘻に対する治療成績については, 聴力の改善に関する報告もある. 古典的な報告としては, 1986 年の米国アイオワ大学からの報告がある[8]. 同大学の耳鼻

咽喉科では 1977～1984 年の間に 241 耳（177 患者）で試験的鼓室開放を行い, 95 耳の術中所見で外リンパ瘻を認めた. 外リンパ瘻を認めた症例の 82% で聴覚症状を認めた. また, 91% の症例で前庭症状を認めた. 手術成績としては術前の病悩期間が 3 年におよぶ症例群で, 術後聴力が実用的なレベルまで改善した. 極めて期間が長い例としては, 発症後 23 年経過した後に, 平均聴力 45 dB HL から 15 dBHL に改善した症例もあった. 手術成績全体としては, 術後に 49% の症例で聴力が改善し, 23% は実用聴力（Speech Reception Threshold＜35 dB, 語音明瞭度＞80%）となった. また, 術後に 94% の症例でめまいが改善した. Seltzer ら[8]は "外リンパ瘻発症後, 何年も経過した症例でも術後に聴力が改善することがある. したがって, 早期に試験的鼓室開放を行うことには明らかに意義がある" と述べている.

文 献

1) Sasaki A, Ikezono T, Matsuda H, et al：Prevalence of perilymphatic fistula in patients with sudden-onset sensorineural hearing loss as diagnosed by Cochlin-tomoprotein（CTP）biomarker detection：its association with age, hearing severity, and treatment outcomes. Eur Arch Otorhinolaryngol, 281：2373-2381, 2024.
Summary 前向き研究で検討した急性感音難聴の患者のうち 22%（74 人中 16 人）は CTP 検査で外リンパ瘻と診断された.

2) Lempert T, Olesen J, Furman J, et al：Vestibular migraine：diagnostic criteria. J Vestib Res, 22：167-172, 2012.

3) 瀬尾 徹, 足達亜貴子, 曽根美穂子ほか：外リンパ瘻手術例の聴平衡機能に関する検討. 日耳鼻会報, 104：1135-1142, 2001.

4) Ahn J, Son SE, Choi JE, et al：Surgical Outcomes on Hearing and Vestibular Symptoms in Barotraumatic Perilymphatic Fistula. Otol Neurotol, 40：e356-e363, 2019.

5) Matsuda H, Hornibrook J, Ikezono T：Assessing the efficacy of perilymphatic fistula repair surgery in alleviating vestibular symptoms and associated auditory impairments. Front Neurol, 14：1269298, 2023.
Summary 外リンパ瘻の発症後 3 か月以上経過して手術した症例が 11 例あり, 9 例では術後 1 週間以内にめまいが改善した.

6) Park GY, Byun H, Moon IJ, et al：Effects of early surgical exploration in suspected barotraumatic perilymph fistulas. Clin Exp Otorhinolaryngol, 5：74-80, 2012.

7) Matsuda H, Tanzawa Y, Sekine T, et al：Congenital Membranous Stapes Footplate Producing Episodic Pressure-Induced Perilymphatic Fistula Symptoms. Front Neurol, 11：585747, 2020.

8) Seltzer S, McCabe BF：Perilymph fistula：the Iowa experience. Laryngoscope, 96：37-49, 1986.
Summary アイオワ大学で 1977～1984 年の間に難聴・めまいで試験的鼓室開放を行った 241 耳のうち 95 耳は術中に外リンパ瘻を認めた.

よくわかる 耳管開放症
―診断から耳管ピン手術まで―

著者 小林俊光　池田怜吉 ほか

2022年5月発行　B5判　284頁　定価8,250円（本体7,500円＋税）

耳管開放症とは何か…病態や症状、検査、診断に留まらず、耳管の構造、動物差まで、現在までに行われている本症の研究の全てと世界初の耳管開放症治療機器「耳管ピン」の手術やその他治療法についても紹介し、耳管開放症を網羅した本書。研究の歴史や機器開発の過程なども余すところなく掲載し、物語としても楽しめる内容です。目の前の患者が耳管開放症なのか、そして治療が必要な症状なのか、診療所での鑑別のためにぜひお役立てください。

目次

Ⅰ. 耳管閉鎖障害とは？
1) 耳管閉鎖障害の分類
2) 耳管閉鎖障害における自声強聴の苦痛

Ⅱ. 耳管の動物差
1) 耳管開放の観点から；in vivo での計測結果を含めて

Ⅲ. 耳管閉鎖障害の疫学
1) 一般人口における耳管開放症の頻度
2) 東北大学における耳管開放症の外来統計
3) 開業医における耳管閉鎖障害の頻度
4) 「耳管開放症・耳管閉鎖不全の診療の実態ならびに耳鼻科医の意識」に関する全国アンケート調査

Ⅳ. 耳管開放症の診断法
1) はじめに
2) 問診
3) 鼓膜所見
4) オトスコープによる患者発声の外耳道からの聴取
5) 耳管機能検査装置を用いた検査
6) 内視鏡的診断法
7) 新しい音響学的診断法の考案と臨床応用
8) 耳管の新しい画像診断法

Ⅴ. 耳管開放症の症状に関する研究
1) はじめに
2) 自声強聴に関する研究
3) 耳管開放症の症状としての鼻声についての研究

Ⅵ. 耳管開放症の原因
1) はじめに
2) 体重減少に伴う耳管開放症
3) 妊娠と耳管開放症
4) 成長ホルモン欠乏と耳管開放症
5) 低血圧と耳管開放症
6) 透析・脱水と関連した耳管開放症
7) シェーグレン症候群と耳管開放症
8) 上顎前方延長術に伴う耳管開放症
9) 顔面外傷に伴う耳管開放症
10) 三叉神経障害による耳管開放症
11) 上咽頭がんに対する放射線療法後の耳管開放症
12) 急性中耳炎後に一過性に発症した耳管開放症

Ⅶ. 体位変化と耳管開放症
1) はじめに
2) 体位変化に伴う耳管機能変化-ヒトにおける計測-
3) 体位変化に伴う耳管機能の変化-動物実験-
4) 体位変化および頸部圧迫時の耳管の変化（内視鏡所見）
5) 体位変化の耳管および周囲構造への影響（画像解析）

Ⅷ. 鼻すすり型耳管開放症
1) はじめに
2) "鼻すすりロック"による耳管開放症状の軽減
3) 鼻すすり型耳管開放症が引き起こす中耳病変
4) 鼻すすり型耳管開放症の取り扱い
5) 鼻すすり型耳管開放症と真珠腫
6) 鼻すすりロック時の耳管咽頭口所見
7) 耳管の鼻すすりロック現象 -CT, MRI による観察-
8) 鼻すすりによる耳管の変形 -有限要素モデルを用いた解析-

Ⅸ. 耳管開放症の隠蔽（masked patulous Eustachian tube）
1) はじめに
2) 鼓膜形成術後に顕在化した耳管開放症
3) 耳硬化症に合併した隠蔽性耳管開放症
4) 真珠腫における隠蔽性耳管開放症

Ⅹ. 耳管開放症診断基準
1) 耳管開放症診断基準案 2016
2) 耳管開放症診断基準に則った診断の実際
3) 耳管開放確実例における自覚症状と検査陽性率

Ⅺ. 耳管閉鎖障害の治療
1) 総説-本邦および世界における耳管閉鎖障害治療の現況
2) 我々の治療方針（生活指導／生理食塩水点鼻療法／ルゴールジェル注入療法／鼓膜への操作による治療／耳管ピンによる治療）

文献
付録（問診表・PHI-10）
索引

 全日本病院出版会
〒113-0033 東京都文京区本郷 3-16-4　Tel：03-5689-5989
www.zenniti.com　Fax：03-5689-8030

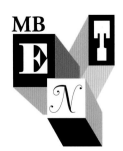

◆特集・どう見分ける？外リンパ瘻

保存的治療と手術治療

久保和彦*

Abstract 外リンパ瘻はメニエール病や聴神経腫瘍などと同じく反復性の聴平衡覚障害であるため，なかなか診断に至らないことが多いが，治療選択肢に手術療法が存在することから耳鼻咽喉科医は見逃してはならない疾患である．多くの外リンパ瘻症例は発症1か月以上経って診断がなされるが，もし発症1か月以内であれば安静入院で治る可能性があるため，当科では発症1か月を治療決定の臨界点と判断している．発症1か月以内でも改善しないか悪化する場合，または発症後1か月以上過ぎていれば内耳窓閉鎖術の適応となる．手術時は顕微鏡だけではなく内視鏡で鼓室内を観察すると，よく漏出が確認できる．内耳窓を閉鎖する筋膜は複数重ねたほうがよい．

Key words 外リンパ瘻(perilymph fistula)，安静(resting)，手術(surgery/operation)，1か月(one month)，聴力改善(recovery of hearing level)

はじめに

外リンパ瘻は聴力低下やめまいを主訴とする患者の中で一定の割合を占めるものの，症状が他の内耳障害とほとんど変わらないことから，なかなか診断に至らないことが多い[1]．一方，正しく診断できれば手術で治療可能な疾患であるため，耳鼻咽喉科医にとって外リンパ瘻をいかに見抜くかということが日常診療では重要課題となる．低下した聴力は発症早期の手術でしか改善を得にくいが[2]，外リンパ瘻の診断に至るのは発症後数か月以上が多いため(図1)，外リンパ瘻は適切な治療を適切な時期に受けられない代表的疾患という見方もできる．外リンパ嚢の治療法は安静，手術，投薬などとされているが，その適応や時期について明確に示されたものは少ない．そのような背景の中で，我々はいかに早く外リンパ瘻を見抜き，安静もしくは手術を適切に行うかを検討してきた．ここでは，我々が行っている治療方針と内容について紹介する．当科における治療方針決定フローは図2に示す．

保存的治療

我々は発症から1か月以上経って瘻孔が自然閉鎖する可能性は低いと考えている．そのため，当科における保存治療は2通り存在する．1つ目は，発症1か月以内の症例に対しては積極的に1週間の安静入院を行っている．そもそも1か月以内に外リンパ瘻を診断することはとても困難であるが，我々は初診時に交通事故歴を問診に追加したり，仰臥位聴力検査を行ったり[3]，古典的ではあるがポリッツェル球を用いた瘻孔症状検査を行っており，迅速に外リンパ瘻を診断する体制を整えている．外リンパ瘻の疑いと診断した場合は患者に安静入院を提案し，入院後は極力内耳に対する振動を減らすため，洗面，トイレ，シャワー以外はベッド上でギャッジアップ30°以上を保って安静とする．感音難聴を伴っている場合は突発性難

---

* Kubo Kazuhiko，〒812-8633 福岡県福岡市博多区千代5-18-1 千鳥橋病院耳鼻咽喉科・頭頸部外科，部長

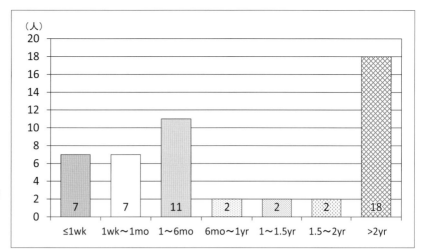

図 1. 症状が始まってから外リンパ瘻が疑われるまでの期間
数字は症例数を表している.

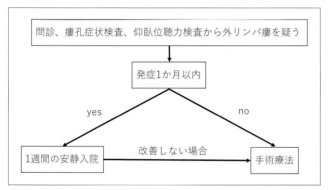

図 2. 当科における外リンパ瘻(疑いを含む)に対する診療フローチャート

表 1. 発症時期別の安静入院における治療効果
χ^2検定にて $P<0.05$ であり,発症 1 か月以内の症例で有意に安静効果が高かった.

例数	1か月以内	1か月以上経過	計
治癒	16	0	16
非治癒	17	6	23
計	33	6	39

聴に準じてステロイド治療を追加する.我々はプレドニゾロン 60 mg から漸減するようにしている[4].めまい・ふらつきに対しては ATP の点滴かベタヒスチンやジフェニドールなどの抗めまい薬を投与し,嘔気・嘔吐を伴う症例には制吐薬を追加する.退院後も 1 か月以内は脳圧や中耳圧が上がるような動作や運動は控えてもらう.我々の検討では,発症 1 か月以内の症例に対する安静入院による改善率は 48.5%であったが,1 か月以上経過した症例では 0%と全く無効であった(表1)[5].

2 つ目は,多くの医療機関で行われている一般的な薬物治療である[6].1 か月以内でありながら安静入院できない症例や 1 か月以上経過していながら後述の手術療法を希望しない症例が対象となる.しかしながら,外リンパ瘻特異的な治療薬は存在しないため,聴力低下に対しては発症 1 か月以内の場合は突発性難聴に準じたステロイド治療を行い,めまい・ふらつきに対しては前述の抗めまい薬を用い,嘔気・嘔吐を伴う症例には制吐薬を追加する.前庭リハビリテーションは最近その重要度が増しているが,当科では頭部への過度の刺激による外リンパ液の漏出を促進するリスクを考慮して行っていない.

手術治療

1. 内耳窓閉鎖術の適応

外リンパ瘻に対する手術はカテゴリー分類によって違いはあるものの原則として内耳窓閉鎖術(K327)である[1].手術適応は一般的には保存的治療に抵抗性のものであるが,その手術時期については明確な基準はない.我々は聴力低下に対する手術時期とめまい・ふらつきに対する手術時期は別と考えている.発症から 1 か月を超えると安静による聴力改善は見込みにくい.したがって,1

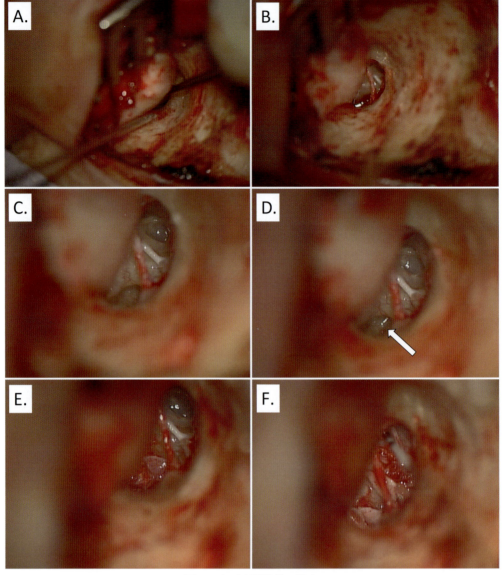

図 3. 内耳窓閉鎖術の概略
A：外耳道後壁を剝離する．
B：Lateral tympanotomy を行って前庭窓が見えるようにする．
C：前庭窓と蝸牛窓を同時に明視下におく．
D：外リンパ液が漏出すると光の反射が変わるので確認できる（→）．
E：蝸牛窓周囲を新鮮創化して筋膜小片を数重に重ねてフィブリン糊で固定
F：前庭窓周囲を新鮮創化して筋膜小片を数重に重ねてフィブリン糊で固定

か月以内に治療を開始しても聴力が改善しない，もしくは悪化した場合は即座に手術を行っている．また，すでに発症から1か月を過ぎている場合は聴力に対する手術適応は今後の聴力低下予防となる．患者からすれば手術後に全く変化を感じない可能性が高いため，このところはよく患者や家族に術前説明しておく必要がある．一方で，めまい・ふらつきに対する治療効果は高く[7]，手術時期にあまり依存しないと考えられており，めまい・ふらつきが主訴であればいつでも積極的な手術適応となる．内耳窓閉鎖術は内耳温存手術のため，何歳であっても治療適応があり患者が希望すれば施行している．

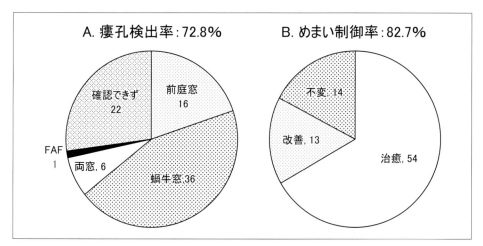

図 4. 当科における内耳窓閉鎖術の手術成績

2．内耳窓閉鎖術の実際

手術は全身麻酔下でも局所麻酔下でも施行可能であるが，当科では術中の漏出観察を非常に重視しているため，手術時間の関係上全身麻酔下に行っている．また，通常の顕微鏡下手術でも内視鏡下手術（TEES）でも施行可能であるが[8]，当科にはTEESの設備が十分整っていないため古典的な顕微鏡下手術に加えて，内耳窓からの外リンパ液漏出確認時のみ内視鏡を併用している．内耳窓閉鎖術は主に3つの段階からなる（図3）．

段階①：内耳窓を明視下におく

手術台は水平のまま手術を開始する．我々は耳後部切開で開始しているが，耳内切開でもかまわない．閉鎖用に先に側頭筋筋膜上結合組織を採取しておき，いずれの方法でも外耳道を剝離し，lateral tympanotomy を行ってアブミ骨全体が明視できるようにする．外耳道の剝離は右耳であれば1時から反時計回りに5時まで，左耳であれば11時から時計回りに7時まで剝離しておくと，その後の観察や操作が容易である．また，下壁骨が上方に彎曲して下鼓室が見えにくいことが多々あるため，必要に応じて下壁を削って顕微鏡下に両内耳窓が同一視野で見えるようにする．最後にボスミンガーゼやバイポーラで十分な止血を行う．

段階②：内耳窓の観察

以前は両内耳窓から外リンパ液の漏出を確認するために顕微鏡下の観察を行っていたが，周囲からの流れ込みがわかりにくい場合があり，また顕微鏡よりも内視鏡のほうが光量も解像度もはるかに優れているため，現在では内視鏡を入れて手術室の全員で漏出を確認している．手術台を水平のまま顕微鏡下に観察した後，麻酔科医や手術室看護師に頼んで head down してもらい，内視鏡を挿入する．内視鏡で両内耳窓を観察する場合は30°の斜視鏡が便利である．頭を下げればそれだけ頭蓋内の圧が上がって観察が容易になる可能性があるが，患者が手術台から落ちれば医療事故になるため[9]，我々は手術台を15°以上下げることはしていない．自然漏出がみられない場合は，麻酔科医にブローしてもらったり，術側の頸静脈を圧迫したり，キヌタ骨を直接押して内耳を刺激したりする．内視鏡は周囲からの流れ込みがわかりやすい．外リンパ液の漏出がみられた場合，必ず2回再現性があるかどうかを確認している．刺激後には0.3 mLの生理食塩水を入れて中耳洗浄液を採取しCTP検査に提出することで，手術中に漏出がわからなかった症例でも手術後に外リンパ瘻かどうかを確認できる[10)11)]．我々の検討では瘻孔検出率は72.8％で，蝸牛窓がもっとも多かった（図4-A）．

段階③：瘻孔の閉鎖

漏出の確認は重要だが手術中に漏出が確認できない場合も多々あるため，我々は手術を施行した以上は両内耳窓とも必ず閉鎖するようにしている．閉鎖には事前に採取しておいた側頭筋筋膜上結合組織を用いているが，我々は組織を小片化して数層に重ねて閉鎖するように心がけている．そうすることで再発率を減少させられると考えている．

術後はなるべく頭蓋内圧や中耳圧を上げないように，麻酔科医に抜管時の咳反射を極力抑えてもらい，帰棟後は術後3日間ベッド上でギャッジアップ30°以上を保って安静とする．また術後3か月間は，飛行機搭乗，高山登山，強くいきむこと，強く鼻をかむこと，10kg以上のものを持つことを禁止している．我々の検討では，術後6か月時点でのめまい制御率は82.7%だった（図4-B）．また，内耳窓閉鎖術を行っても再発する症例はあるため，再発例に対して再手術を行う場合は内耳窓閉鎖術ではなく，より強固な閉鎖術であるround window reinforcement（RWR）を施行してもいいかもしれない[12]．

終わりに

外リンパ瘻は診断の困難さから症例数が少なく見積もられているはずである．2022年7月1日よりCTP検査が保険適用となり，手術をしなくても外来にて簡便に外リンパ瘻を診断できる時代となった．外リンパ瘻は早期に診断できれば"治せる"急性感音難聴であり，手術で治せるめまい・ふらつき疾患である．患者は知らないうちに外来にやってきていることを念頭に置いて，初診時に気づくための問診の工夫，仰臥位聴力検査，瘻孔症状検査を施行して難聴患者や慢性めまい患者をつくらないように外リンパ瘻を見逃さないように注意しなければならない．

参考文献

1) 池園哲郎，松田 帆：外リンパ瘻．MB ENT，**208**：39-44，2017．
   Summary 外リンパ瘻の診断基準が改定され，瘻孔の確認だけでなく中耳洗浄液からのCTP検出が加わった．慢性めまい患者でも外リンパ瘻を考えるべきである．

2) Maier W, Fradis M, Kimpel S, et al：Results of exploratory tympanotomy following sudden unilateral deafness and its effects on hearing restoration. Ear Nose Throat J, **87**：438-451, 2008.
   Summary 突発性難聴の聴力低下が高度な場合，試験的鼓室開放を行うことは意味がある．聴力低下を起こして7日以内であれば聴力予後はよかった．

3) 久保和彦：外リンパ瘻診断のための仰臥位聴力検査．耳鼻，**66**：136-138，2020．
   Summary 外リンパ瘻の早期発見に仰臥位聴力検査が有用である．早期発見は開業医や総合病院でなされるべきであり，聴力検査機器で簡便に行える検査法である．

4) 久保和彦：急性めまい・難聴の診断と治療．MB ENT，**154**：31-36，2013．

5) 浦本怜奈，久保和彦，吉田崇正ほか：外リンパ瘻急性期における1週間安静入院の効果．耳鼻（in press）．

6) 久保和彦：めまい・ふらつきに対する薬物治療―適応のある薬剤一覧―．MB ENT，**256**：53-56，2021．

7) Goto F, Ogawa K, Kunihiro T, et al：Perilymph fistula-45 case analysis. Auris Nasus Larynx, **28**：29-33, 2001.

8) 角南貴司子：外リンパ瘻に対する手術手技．MB ENT，**275**：39-44，2022．

9) 平井義一：患者さんも，自分も守る！オペナースに必須のリスクマネジメントのスキル&知識14 転倒・転落防止．オペナーシング 春季増刊：197-199，2022．

10) 佐々木 亮：外リンパ瘻の新しい診断法．MB ENT，**258**：51-55，2021．

11) 池園哲郎：突発性難聴の診断と治療の新展開．Otol Jpn，**27**：205-209，2017．

12) Silverstein H, Kartush JM, Parnes LS, et al：Round window reinforcement for superior semicircular canal dehiscence：a retrospective multi―center case series. Arn J Otolaryngol, **35**：286-293, 2014.

違法な「自炊」私はしない！

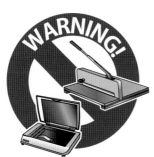

これは違法となる可能性があります！

- 「自炊」データを複数の友人と共有する．
- 「自炊」を代行業者に依頼する．
- 業務に使うために本を「自炊」する．

これは著作権侵害です！

- 「自炊」データをウェブにアップロードし，誰でも使用できるようにする．
- 「自炊」データを販売する．

本を裁断し，スキャナを使って電子化する「自炊」が広まっています．
しかし，著作権法に定められた**ルールを守らない**「自炊」は，**著作権侵害**であり，**刑事罰の対象**となることもあるので，十分な注意が必要です．

特定非営利活動法人 **日本医学図書館協会**／一般社団法人 **日本医書出版協会**

FAX による注文・住所変更届け

改定：2024 年 1 月

　毎度ご購読いただきましてありがとうございます．

　読者の皆様方に弊社の本をより確実にお届けさせていただくために，FAX でのご注文・住所変更届けを受けつけております．この機会に是非ご利用ください．

◎ご利用方法

　FAX 専用注文書・住所変更届けは，そのまま切り離して FAX 用紙としてご利用ください．また，注文の場合手続き終了後，ご購入商品と郵便振替用紙を同封してお送りいたします．**代金が税込 5,000 円をこえる場合，代金引換便とさせて頂きます．**その他，申し込み・変更届けの方法は電話，郵便はがきも同様です．

◎代金引換について

　代金が税込 5,000 円をこえる場合，代金引換とさせて頂きます．配達員が商品をお届けした際に，現金またはクレジットカード・デビットカードにて代金を配達員にお支払い下さい(本の代金＋消費税＋送料)．(※年間定期購読と同時に 5,000 円をこえるご注文を頂いた場合は代金引換とはなりません．郵便振替用紙を同封して発送いたします．代金後払いという形になります．送料は，定期購読を含むご注文の場合は弊社が負担します)

◎年間定期購読のお申し込みについて

　年間定期購読は，1 年分を前金で頂いておりますため，代金引換とはなりません．郵便振替用紙を本と同封または別送いたします．送料弊社負担，また何月号からでもお申込み頂けます．

　毎年末，次年度定期購読のご案内をお送りいたしますので，定期購読更新のお手間が非常に少なく済みます．

◎住所変更届けについて

　年間購読をお申し込みされております方は，その期間中お届け先が変更します際，必ずご連絡下さいますようよろしくお願い致します．

◎取消，変更について

　取消，変更につきましては，お早めに FAX，お電話でお知らせ下さい．

　返品は，原則として受けつけておりませんが，返品の場合の郵送料はお客様負担とさせていただきます．その際は必ず弊社へご連絡ください．

◎ご送本について

　ご送本につきましては，ご注文がありましてから約 1 週間前後とみていただきたいと思います．

◎個人情報の利用目的

　お客様から収集させていただいた個人情報，ご注文情報は本サービスを提供する目的(本の発送，ご注文内容の確認，問い合わせに対しての回答等)以外には利用することはございません．

　その他，ご不明な点は弊社までご連絡ください．

株式会社 **全日本病院出版会**　〒 113-0033 東京都文京区本郷 3-16-4-7 F
電話 03(5689)5989　FAX03(5689)8030　郵便振替口座 00160-9-58753

年　月　日

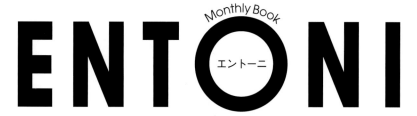

FAX 専用注文書

「Monthly Book ENTONI」誌のご注文の際は，このFAX専用注文書もご利用頂けます．また電話でのお申し込みも受け付けております．
毎月確実に入手したい方には年間購読申し込みをお勧めいたします．また各号1冊からの注文もできますので，お気軽にお問い合わせください．

バックナンバー合計
5,000円以上のご注文
は代金引換発送

―お問い合わせ先―
㈱全日本病院出版会 営業部
電話　03(5689)5989　　FAX　03(5689)8030

□年間定期購読申し込み　No.　　から

□バックナンバー申し込み

No. －　　冊	No. －　　冊	No. －　　冊	No. －　　冊
No. －　　冊	No. －　　冊	No. －　　冊	No. －　　冊
No. －　　冊	No. －　　冊	No. －　　冊	No. －　　冊
No. －　　冊	No. －　　冊	No. －　　冊	No. －　　冊

□他誌ご注文

　　　　　　　　　　　冊　　　　　　　　　　　冊

お名前　フリガナ　　　　　　　　　㊞　　電話番号

ご送付先　〒　－
　　　　　□自宅　□お勤め先

領収書　無・有　（宛名：　　　　　　　　）

FAX 03-5689-8030 全日本病院出版会行

全日本病院出版会行

FAX 03-5689-8030

年　月　日

住 所 変 更 届 け

お 名 前	フリガナ	
お客様番号		毎回お送りしています封筒のお名前の右上に印字されております8ケタの番号をご記入下さい。
新お届け先	〒　　　　都道府県	
新電話番号	（　　　　）	
変更日付	年　月　日より	月号より
旧お届け先	〒	

※ 年間購読を注文されております雑誌・書籍名に✓を付けて下さい。

☐ Monthly Book Orthopaedics （月刊誌）

☐ Monthly Book Derma. （月刊誌）

☐ Monthly Book Medical Rehabilitation （月刊誌）

☐ Monthly Book ENTONI （月刊誌）

☐ PEPARS （月刊誌）

☐ Monthly Book OCULISTA （月刊誌）

FAX 03-5689-8030

全日本病院出版会行

Monthly Book ENTONI バックナンバー

2025. 3. 現在

No.248 編集企画／神田幸彦
補聴器・人工中耳・人工内耳・軟骨伝導補聴器
—聞こえを取り戻す方法の比較—

No.249 編集企画／將積日出夫
エキスパートから学ぶめまい診療

No.250 編集企画／藤枝重治 増大号 4,800 円＋税
詳しく知りたい！舌下免疫療法

No.253 編集企画／小林一女
聴覚検査のポイント—早期発見と適切な指導—

No.257 編集企画／市村恵一
みみ・はな・のどの外来診療 update
—知っておきたい達人のコツ26— 増刊号 5,400 円＋税

No.262 編集企画／中田誠一
ここが知りたい！ CPAP 療法

No.263 編集企画／小林俊光
エキスパートから学ぶ最新の耳管診療 増大号 4,800 円＋税

No.267 編集企画／角南貴司子
"めまい"を訴える患者の診かた

No.269 編集企画／鈴木幹男
耳鼻咽喉科頭頸部外科手術の危険部位と合併症
—その対策と治療—

No.270 編集企画／櫻井大樹
耳鼻咽喉科医が知っておきたい薬の知識
—私はこう使う— 増刊号 5,400 円＋税

No.271 編集企画／伊藤真人
子どもの難聴を見逃さない！

No.272 編集企画／朝蔭孝宏
高齢者の頭頸部癌治療
—ポイントと治療後のフォローアップ—

No.273 編集企画／吉川 衛
Step up！ 鼻の内視鏡手術—コツと pitfall—

No.274 編集企画／平野 滋
みみ・はな・のど アンチエイジング

No.275 編集企画／欠畑誠治
経外耳道的内視鏡下耳科手術(TEES)

No.276 編集企画／吉崎智一
耳鼻咽喉科頭頸部外科 見逃してはいけないこの疾患 増大号 4,800 円＋税

No.277 編集企画／折田頼尚
どうみる！頭頸部画像—読影のポイントと pitfall—

No.278 編集企画／木村百合香
耳鼻咽喉科領域におけるコロナ後遺症
—どう診る，どう治す—

No.279 編集企画／工 穣
オンライン診療・遠隔医療のノウハウ
—海外の状況も含めて—

No.280 編集企画／藤本保志
嚥下障害を診る

No.281 編集企画／山﨑知子
ヒトパピローマウイルス(HPV)
—ワクチン接種の積極的勧奨にあたり知っておくべき知識—

No.282 編集企画／萩森伸一
顔面神経麻痺を治す

No.283 編集企画／守本倫子
見逃さない！子どものみみ・はな・のど外来診療 増刊号 5,500 円＋税

No.284 編集企画／山本 裕
みみを診る—鑑別診断のポイントと治療戦略—

No.285 編集企画／三澤 清
頭頸部癌治療の新しい道—免疫・薬物療法—

No.286 編集企画／清水猛史
アレルギー性鼻炎・慢性副鼻腔炎の薬物療法
—適応と効果—

No.287 編集企画／古川まどか
頭頸部外来診療におけるエコー検査活用術

No.288 編集企画／堀井 新
めまい検査を活用しよう—適応と評価—

No.289 編集企画／大島猛史
みみ・はな・のどの"つまり"対応 増大号 4,900 円＋税

No.290 編集企画／山下 勝
大人と子どもの首の腫れ

No.291 編集企画／楯谷一郎
頭頸部外科領域における鏡視下・ロボット支援下手術

No.292 編集企画／近松一朗
知っておくべきアレルギー・免疫の知識

No.293 編集企画／角田篤信
みみ・はな・のど診療に内視鏡をどう活かすか？

No.294 編集企画／細井裕司
軟骨伝導聴覚—耳鼻咽喉科医に必要な知識—

No.295 編集企画／髙野賢一
扁桃手術の適応と新しい手技

No.296 編集企画／曾根三千彦
みみ・はな・のど鑑別診断・治療法選択の勘どころ 増刊号 5,500 円＋税

No.297 編集企画／小川恵子
漢方治療を究める

No.298 編集企画／藤原和典
外来でみる甲状腺疾患

No.299 編集企画／野口佳裕
知っておきたい耳鼻咽喉科の遺伝性疾患
—診断と対応—

No.300 編集企画／堤 剛
めまい—診断と鑑別のポイント—

No.301 編集企画／阪本浩一
聞き取り困難症—検出と対応のポイント—

No.302 編集企画／田中康広
第一線のエキスパートが教える耳科・鼻科における
術前プランニングと手術テクニック 増大号 4,900 円＋税

No.303 編集企画／小川武則
リハビリテーションを活かそう
—耳鼻咽喉科頭頸部外科領域—

No.304 編集企画／林 達哉
"口とのど"の悩みに応える

No.305 編集企画／矢野寿一
手元に1冊！ 抗菌薬の適正使用ガイド

No.306 編集企画／岩崎 聡
年代別 補聴器・人工内耳装用の実際

No.307 編集企画／山中敏彰
実践！ めまいに効く前庭リハビリテーション

通常号⇒ No.278 まで 本体 2,500 円＋税
No.279 以降 本体 2,600 円＋税
※その他のバックナンバー，各目次等
の詳しい内容は HP
（www.zenniti.com）をご覧下さい.

次号予告

みみ・はな・のど
保存的治療 vs 手術治療
―私の選択基準―

No. 309（2025 年 5 月増刊号）

編集企画／産業医科大学教授　堀　龍介

Ⅰ．中　耳
慢性中耳炎の保存的治療と
　手術治療　　　　　　　　上塚　　学
真珠腫性中耳炎の保存的治療と
　手術治療　　　　　　　　毛利　宏明ほか
耳硬化症の保存的治療と
　手術治療　　　　　　　　河口倫太郎ほか
慢性中耳炎再発例の保存的治療と
　手術治療　　　　　　　　吉田　尚生
真珠腫性中耳炎再発例の保存的治療と
　手術治療　　　　　　　　和田　忠彦

Ⅱ．耳　科
耳管機能不全の保存的治療と
　手術治療　　　　　　　　吉岡　哲志
メニエール病の保存的治療と
　手術治療　　　　　　　　森岡　繁文ほか
末梢性顔面神経麻痺の保存的治療と
　手術治療　　　　　　　　木村　拓也ほか

Ⅲ．鼻　科
急性副鼻腔炎の保存的治療と
　手術治療　　　　　　　　川畠　雅樹
慢性鼻副鼻腔炎の保存的治療と
　手術治療　　　　　　　　中山　次久
アレルギー性鼻炎の保存的治療と
　手術治療　　　　　　　　神村盛一郎

鼻出血の保存的治療と観血的治療
　　　　　　　　　　　　　天津　久郎
耳鼻咽喉科外傷への対応（特に鼻骨骨折・
　眼窩底骨折に関して）　　大村　和弘

Ⅳ．扁桃・喉頭
扁桃周囲膿瘍の保存的治療と
　観血的治療　　　　　　　丸山裕美子
急性喉頭蓋炎の保存的治療と
　手術治療　　　　　　　　桑島　　秀
喉頭外傷の保存的治療と
　手術治療　　　　　　　　西田　　学

Ⅴ．睡眠・音声・嚥下
睡眠呼吸障害の保存的治療と
　手術治療　　　　　　　　北村　拓朗ほか
音声障害の保存的治療と
　手術治療　　　　　　　　細川　清人
嚥下障害の非侵襲的対応と
　侵襲的治療　　　　　　　上羽　瑠美

Ⅵ．頸部・甲状腺
深頸部膿瘍の病態と対処法　菊地　正弘
急性化膿性甲状腺炎（下咽頭梨状陥凹瘻）
　の保存的治療と手術治療　寺西　裕一
甲状腺良性腫瘍の保存的治療と
　手術治療　　　　　　　　大槻　周也ほか
バセドウ病の保存的治療と
　手術治療　　　　　　　　伊木　健浩
副甲状腺機能亢進症の保存的治療と
　手術治療　　　　　　　　石田　宏規ほか

編集顧問：本庄　　巌　京都大学名誉教授

　　　　　小林　俊光　仙塩利府病院
　　　　　　　　　　　耳科手術センター長

編集主幹：曾根三千彦　名古屋大学教授

　　　　　香取　幸夫　東北大学教授

No. 308　編集企画：
　池園哲郎　埼玉医科大学教授

Monthly Book ENTONI　No.308

2025 年 4 月 15 日発行（毎月 1 回 15 日発行）

定価は表紙に表示してあります．

Printed in Japan

発行者　　末　定　広　光
発行所　　株式会社　全日本病院出版会

〒 113-0033 東京都文京区本郷 3 丁目 16 番 4 号 7 階
　　　電話（03）5689-5989　Fax（03）5689-8030
　　　郵便振替口座 00160-9-58753

© ZEN・NIHONBYOIN・SHUPPANKAI, 2025

印刷・製本　三報社印刷株式会社　　　電話（03）3637-0005
広告取扱店　株式会社文京メディカル　電話（03）3817-8036

- 本誌に掲載する著作物の複製権・翻訳権・上映権・譲渡権・公衆送信権（送信可能化権を含む）は株式会社
　全日本病院出版会が保有します．
- **JCOPY** ＜（社）出版者著作権管理機構　委託出版物＞
　本誌の無断複写は著作権法上での例外を除き禁じられています．複写される場合は，そのつど事前に，（社）出版
　者著作権管理機構（電話 03-5244-5088, FAX 03-5244-5089, e-mail: info@jcopy.or.jp）の許諾を得てください．
　本誌をスキャン，デジタルデータ化することは複製に当たり，著作権法上の例外を除き違法です．代行業者等
　の第三者に依頼して同行為をすることも認められておりません．

全日本病院出版会のホームページの
"きっとみつかる特集コーナー"をご利用下さい!!

- 学会売上好評書籍のご案内や関連特集本コーナーで欲しい書籍が見つかりやすくなりました。
- 定期雑誌の最新号や、新刊書籍の情報をすばやくお届けします。
- 検索キーワードの入力でお探しの本がカンタンに見つかる、便利な「検索機能」付きです。
- 雑誌・書籍の目次、各論文のキーポイントも閲覧できます。

click

zenniti.com

弊社の書籍・雑誌の新刊情報、好評書のご案内を中心に、タイムリーな情報を発信いたします！
全日本病院出版会公式アカウント(**@zenniti_info**)をぜひご覧ください！

全日本病院出版会 公式 X(旧twitter) やっています！

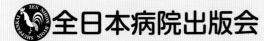

〒113-0033 東京都文京区本郷 3-16-4　Tel：03-5689-5989
www.zenniti.com　　　　　　　　　　　Fax：03-5689-8030

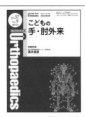
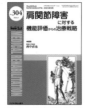
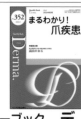

マンスリーブック　オルソペディクス
編集主幹/松本守雄・斎藤　充
Vol. 38　No. 1〜13（月刊）
税込年間購読料　42,570 円
（通常号 11 冊・増大号 1 冊・増刊号 1 冊）
2025 年特集テーマ──────以下続刊
No. 4　脊椎治療低侵襲化への私の試み
No. 5　大人とこどものスポーツ外来 下肢編 増大

マンスリーブック　メディカルリハビリテーション
編集主幹/水間正澄・小林一成
No. 309〜321（月刊）
税込年間購読料　40,150 円
（通常号 11 冊・増大号 1 冊・増刊号 1 冊）
2025 年特集テーマ──────以下続刊
No. 312　入浴と水治療の科学──基礎医学から介護まで──
No. 313　超急性期におけるリハビリテーション診療マニュアル

マンスリーブック　デルマ
編集主幹/大山　学・佐伯秀久
No. 356〜368（月刊）
税込年間購読料　43,560 円
（通常号 11 冊・増大号 1 冊・増刊号 1 冊）
2025 年特集テーマ──────以下続刊
No. 359　掌蹠膿疱症 Bench-to-Clinic
No. 360　職業性の皮膚疾患を知る、診る、治す

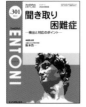
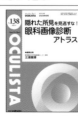

マンスリーブック　エントーニ
編集主幹/曾根三千彦・香取幸夫
No. 305〜317（月刊）
税込年間購読料　42,900 円
（通常号 11 冊・増大号 1 冊・増刊号 1 冊）
2025 年特集テーマ──────以下続刊
No. 309　みみ・はな・のど保存的治療 vs 手術治療─私の選択基準─ 増刊
No. 310　私はこうしている！みみ・はな・のど問診票作成術

形成外科関連分野の好評雑誌　ペパーズ
編集主幹/上田晃一・大慈弥裕之・小川　令
No. 217〜228（月刊）
税込年間購読料　42,020 円
（通常号 11 冊・増大号 1 冊）
2025 年特集テーマ──────以下続刊
No. 220　手足先天異常　総まとめ BOOK
No. 221　ヒアルロン酸はこう使う！

マンスリーブック　オクリスタ
編集主幹/高橋　浩・堀　裕一・中尾新太郎
No. 142〜153（月刊）
税込年間購読料　41,800 円
（通常号 11 冊・増大号 1 冊）
2025 年特集テーマ──────以下続刊
No. 145　はじめよう！小児眼科
No. 146　目の痒みのサイエンス

♣ 書籍のご案内 ♣

◆ **患者さんのためのリンパ浮腫外科的治療ガイドブック**
編/日本形成外科学会
定価 2,970 円（税込） B5 判 138 頁

◆ **こどもの足を知る・診る・守る！**
編/田中康仁・高山かおる
定価 5,720 円（税込） B5 判 200 頁

◆ **ゼロからはじめる Non-Surgical 美容医療**
編/宮田成章
定価 5,940 円（税込） B5 判 164 頁

◆ **角膜テキスト臨床版**
──症例から紐解く角膜疾患の診断と治療──
著/西田輝夫・森重直行・近間泰一郎・福田　憲
定価 11,000 円（税込） B5 判 216 頁

◆ **運動器臨床解剖学**
──チーム秋田の「メゾ解剖学」基本講座−改訂第 2 版
編/秋田恵一・二村昭元
定価 6,490 円（税込） B5 判 248 頁

◆ **明日の足診療シリーズIV**
足の外傷・絞扼性神経障害、糖尿病足の診かた
監/日本足の外科学会
定価 8,690 円（税込） B5 判 274 頁

◆ **[Web 動画付き]優投生塾 投球障害攻略マスターガイド**
編著/森原　徹・松井知之
定価 7,480 円（税込） B5 判 302 頁

◆ **睡眠環境学入門**
監/日本睡眠環境学会
定価 3,850 円（税込） B5 判 270 頁

◆ **[Web 動画付]外傷エコー診療のすすめ**
監/渡部欣忍・最上敦彦
編/笹原　潤・酒井瑛平
定価 8,800 円（税込） B5 判 406 頁

◆ **インプラント周囲骨折を極める**
編/馬場智規　定価 16,500 円（税込） A4 変形判 406 頁

◆ **[Web 動画付き]AKO 手術における私の工夫**
編/竹内良平　定価 7,480 円（税込） B5 判 152 頁

◆ **研修医・臨床検査技師のための乳腺・甲状腺検査の手引き─専門病院 相良病院×伊藤病院がおくる検査の実際─**
監/伊藤公一・相良吉昭
定価 4,950 円（税込） B5 判 252 頁

年間購読のお客様には送料弊社負担にて，毎月最新号をお手元にお届けいたします．バックナンバーもぜひお買い求めください．

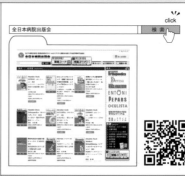

全日本病院出版会
〒113-0033　東京都文京区本郷 3-16-4
TEL：03-5689-5989　FAX：03-5689-8030
www.zenniti.com

ISBN978-4-86519-715-0　C3047　¥2600E
定価 2,860 円（本体 2,600 円＋税）